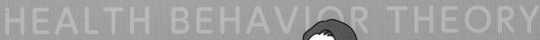

HEALTH BEHAVIOR THEORY

第2版

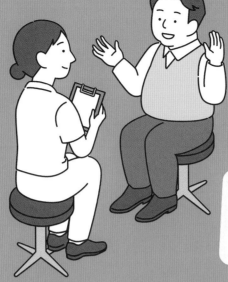

JN041390

# 医療・保健スタッフのための

# 健康行動理論

## 実践編

生活習慣病の
予防と治療のために

松本千明

医歯薬出版株式会社

This book is originally published in Japanese
under the title of：

Iʀʏᴏᴜ・Hᴏᴋᴇɴ Sᴜᴛᴀꜰꜰᴜ-ɴᴏ Tᴀᴍᴇɴᴏ Kᴇɴᴋᴏᴜ Kᴏᴜᴅᴏᴜ Rɪʀᴏɴ Jɪꜱꜱᴇɴʜᴇɴ — Seikatsushūkanbyou-no Yobou-to
Chiryou-no Tameni
(Practical Application of the Health Behavior Theories for the Medical and Health Care Staff — For the
Prevention and Treatment of the Lifestyle‑Related Diseases)

Mᴀᴛꜱᴜᴍᴏᴛᴏ, Chiaki

© 2002  1st ed.
© 2024  2nd ed.

ISHIYAKU PUBLISHERS, INC.
  7‑10, Honkomagome 1 chome, Bunkyo‑ku,
  Tokyo 113‑8612, Japan

# はじめに

　糖尿病をはじめとする生活習慣病の予防と治療のためには，人が健康によい行動をとり，それを維持する必要があります．

　しかし，ただ「こうした方がいいですよ」と健康によい行動を勧めるだけでは，人は，なかなか「やる気」にならなかったり，変えた行動を維持できなかったりします．

　そのため，医療と保健の現場では，患者や対象者に行動変容してもらうためにどう働きかけたらよいかが，大きなテーマになります．

　その場合に役立つのが行動科学の理論であり，拙著「医療・保健スタッフのための 健康行動理論の基礎」（医歯薬出版）で，代表的な7つの理論について説明しました．

　お陰さまで，「医療・保健スタッフのための 健康行動理論の基礎」は，多くの方から「とても分かりやすい」との評価をいただくことができました．

　そんな中，読者から，理論を現場に応用する場合に，7つのうちどの理論を使ったらよいのかというご質問をいただきました．

　そこで本書では，7つの理論を組み合わせて現場に応用する方法を提案したいと思います．

　今回，「医療・保健スタッフのための 健康行動理論の基礎」の改訂版の刊行に伴い，本書も内容と表現方法を一から見直し，より分かりやすい形に変更した改訂版を刊行することになりました．

　「医療・保健スタッフのための 健康行動理論の基礎」の姉妹編として，本書が現場の医療・保健スタッフの皆さんのお役に少しでも立てれば幸いです．

2023 年 12 月

松本　千明

## 本書の活用にあたっての留意事項

以下に，本書の構成とご留意いただきたい点について，お示しします．
本書の構成は，以下のようになっております．

| |
|---|
| 第1章　健康行動理論の現場への応用 |
| 第2章　食事療法へのやる気を高める |
| 第3章　運動療法へのやる気を高める |
| 第4章　薬物療法へのアドヒアランスを高める |
| 第5章　禁煙へのやる気を高める |
| 第6章　手技へのやる気を高める |
| 第7章　健康増進プログラムへの参加のやる気を高める |
| 第8章　まとめ |
| 付　録　健康行動の変容に関するチェックシート |

■**第1章**では，拙著「医療・保健スタッフのための健康行動理論の基礎」で取り上げた，7つの健康行動理論について簡単に説明をした後に，それらを組み合わせて現場に応用する方法を提示しています．

■**第2章から第7章**では，さまざまな健康行動について症例を提示し，第1章で示した方法に従って，どのように働きかけたらよいかについて説明しています．

■**第8章「まとめ」**では全体の要約を示すとともに，「健康行動の変容に関するチェックシート」の使い方を症例を基にして示してあります．
　また，「付録」として，フリーコピーの「健康行動の変容に関するチェックシート」を載せておきましたので，現場でお使いください．

　なお，本書で使用している以下の2つの用語について，説明させていただきます．

①「健康行動」：本書では，運動や禁煙などの「健康によい行動」のことを，一括して「健康行動」と呼んでいます．
②「対象者」：本書では，行動変容の働きかけの対象となる患者と，保健指導を受ける対象者を一括して，「対象者」と呼んでいます．

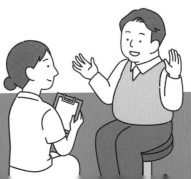

# 第 1 章

# 健康行動理論の現場への応用

## 主な健康行動理論

　健康行動理論の現場への応用方法を示す前に，改めて，「健康行動理論とは何か」について説明しておきたいと思います．拙著「医療・保健スタッフのための　健康行動理論の基礎」（第2版）（医歯薬出版）では，健康行動理論を次のように定義しました．

　健康行動理論とは，「健康行動を促進する要因を示したもの」[1]

　健康行動を促進する要因とは，「人が健康行動を行う可能性を高める要因」のことです．このことから，人に健康行動を勧めて行動変容してもらうには，健康行動を促進する要因を満たすように働きかければよいことになります．
　なお，拙著「医療・保健スタッフのための　健康行動理論の基礎」（第2版）では，以下の7つの理論について説明しました．

① 健康信念モデル（ヘルス・ビリーフ・モデル）
② 社会的認知理論
③ 変化のステージモデル
④ 計画的行動理論
⑤ ストレスとコーピング
⑥ ソーシャルサポート（社会的支援）
⑦ コントロール所在

　それぞれの理論について，以下に簡単に説明したいと思います．

### 健康信念モデル（ヘルス・ビリーフ・モデル）

　次ページに健康信念モデルを理解するための図を示します．

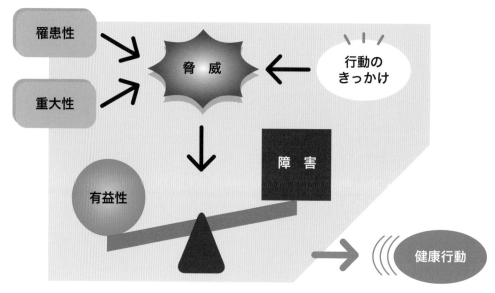

（文献 2 より引用）

　健康信念モデルでは，人が健康行動をとるようになるには，以下のことが必要であると考えます．

### ①「脅威」を感じること

　「脅威」とは，「このままではまずい」という感覚のことです．

　この「脅威」を感じるためには，次の2つを感じる必要があります[3]．

・「罹患性」：病気や合併症になる可能性

・「重大性」：病気や合併症になった場合の重大さ

　なお，「脅威」の認識には，「行動のきっかけ」（自覚症状や周りからの勧め，メディア情報など）も影響します．

### ② その健康行動の「有益性」の方が「障害」よりも大きいと感じること[3]

　「有益性」：その健康行動をとることで得られるメリット

　「障害」：その健康行動をとるうえで「妨げ」になること

　健康信念モデルに基づいた対象者への働きかけは，次のようにまとめられます．

① ある程度の「脅威」を感じてもらう．
② 健康行動の「有益性」を感じてもらう．
③ 本人にとっての健康行動の「障害」を減らす．

社会的認知理論は，人の行動を包括的に説明する理論で，多くの構成要素が含まれます[4]．ここでは，次の6つをピックアップして，説明したいと思います．

(1) 相互決定主義
(2) 観察学習
(3) 自己効力感
(4) 結果予期
(5) 強化
(6) 自己制御

それぞれについて，説明します．

### (1) 相互決定主義

相互決定主義とは，「人」と「行動」と「環境」の3つの要因が，お互いに相互作用しているとする考え方のことです[5]．

相互決定主義に基づいた対象者への働きかけは，次のようにまとめられます．

> 人の「行動」を変えるには，その「人」の考えや感じ方といった認知的な要因と，その人を取り巻く「環境」を変えるようにすることが望ましい．

### (2) 観察学習

観察学習とは，人の行動は，他人の行動を見ることによって学ばれるとするものです[6]．観察学習は「モデリング」とも呼ばれます．

観察学習に基づいた対象者への働きかけは，次のようにまとめられます．

> ① 人に，ある行動の仕方を説明する場合は，他人が実際にその行動をするのを見てもらう．
> ② 人に，ある行動を勧める場合は，他人がその行動をすることによって利益を得ているのを見てもらう．

### (3) 自己効力感

自己効力感[7]とは，簡単に言うと，「ある行動をうまく行うことができる」という「自信」のことです．

人は，ある行動に対して「うまく行うことができる」という自信があると，その行動をとる可能性が高くなると考えられます[7]．

そのような自信を感じるもととして4つの項目があり[8]，それらに基づいて対象者の自

己効力感を高める働きかけは，次のようにまとめられます．

① 自己の成功経験：その行動に対して，少し頑張れば達成できると思われる目標を立ててもらい，それを達成してもらう．
② 代理的経験：他人がその行動をうまく行うのを見てもらう．
③ 言語的説得：「あなたならうまくできる」と伝える．
④ 生理的・情動的状態：その行動をすることによる，身体の状態や気持ちの変化をポジティブにとらえてもらう．

## （4）結果予期

結果予期とは，「ある行動を行うと，こういう結果につながるだろう」という，予測のことです[9]．

人は，ある行動を行うと，自分が価値を置く結果につながると予測する場合は，その行動を行う可能性が高くなると考えられます．

結果予期に基づいた対象者への働きかけは，次のようにまとめられます．

人に，ある行動を勧める場合は，その行動を行うとよい結果が期待できることを，具体的なデータや実例などを示して説明する．

## （5）強化

強化とは，ある行動をすることによって褒美が得られると，その行動が起きる頻度が増えることをいいます．

強化に基づいた対象者への働きかけは，次のようにまとめられます．

ある行動をした場合に，他人から褒美をもらったり，自分に褒美をあげたりしてもらう．

## （6）自己制御

自己制御とは，自分の行動を制御することで，「セルフ・コントロール」ともいいます．

自己制御は，3つのプロセスに分けられ[10]，それらに基づいた対象者への働きかけは，次のようにまとめられます．

① 自己観察（セルフ・モニタリング）：ある行動について，自分がどんなときにどれぐらいその行動をしているか，記録をつけてもらう．
② 判断過程：自己観察の結果が，その行動についてあらかじめ立てた目標を達成しているか，判断してもらう．
③ 自己反応：自分の行動が目標を達成していた場合は，自分に褒美をあげるようにしてもらう．

　変化のステージモデルでは，人が行動変容する場合には5つのステージを通り，対象者に行動変容を促す場合は，対象者のステージに合わせて働きかけることを勧めています[11]．
　以下に，5つのステージと，ステージごとの働きかけの方法を示します．

### ■5つのステージ[11]

「無関心期」→「関心期」→「準備期」→「行動期」→「維持期」

「無関心期」：6カ月以内に行動を変えようと思っていない
「関心期」：6カ月以内に行動を変えようと思っている
「準備期」：1カ月以内に行動を変えようと思っている
「行動期」：行動を変えて6カ月未満である
「維持期」：行動を変えて6カ月以上である

　これらの5つのステージは，「変化のステージ」と呼ばれます．

### ■ステージごとの働きかけ

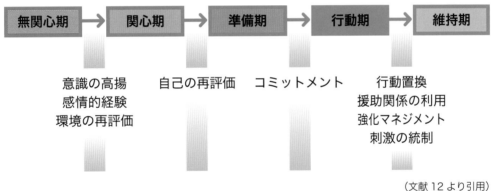

（文献12より引用）

　この図に示した働きかけの方法は，以下の通りです[13~15]．

> ■【無関心期】の人に対して：
> 意識の高揚：自分の生活習慣に問題があるということと，その問題を解決するうえ
> 　　　　　　で役立つものがあるという意識を高めること．
> 感情的経験：不健康な行動に対するネガティブな感情を高めること（例えば，病気
> 　　　　　　になることへの不安や心配など）．または，健康行動に対するポジティ
> 　　　　　　ブな感情を高めること（例えば，病気にならないことへの安心感など）．

環境の再評価：不健康な行動を続けることや，健康行動を行うことが，周りの環境に与える影響を再評価してもらうこと．

■【関心期】の人に対して：

自己の再評価：不健康な行動を続けている自分と，健康行動を行っていると仮定した場合の自分について，自己イメージを考えてもらうこと．

■【準備期】の人に対して：

コミットメント：行動変容することを決意して，それを表明したり，行動変容する能力を信じてもらうこと．

■【行動期】と【維持期】の人に対して：

行動置換：不健康な行動を健康的な行動で置き換えてもらうこと．

援助関係の利用：健康行動へのソーシャルサポート（社会的支援）を求めて活用してもらうこと．

強化マネジメント：行動変容した自分に褒美を与えたり，他人から褒美をもらうようにしてもらうこと．

刺激の統制：不健康な行動のきっかけになる刺激を避けたり，健康行動をとるきっかけになる刺激を増やしてもらうこと．

## 計画的行動理論

　計画的行動理論では，人がある行動をとるようになるためには，近い将来その行動をしようと思うやる気（「行動意思」）が必要だと考えます[16]．この「行動意思」に影響する要因として，「行動への態度」，「主観的規範」，「行動コントロール感」があります[17]．

　以下に計画的行動理論の図を示します．

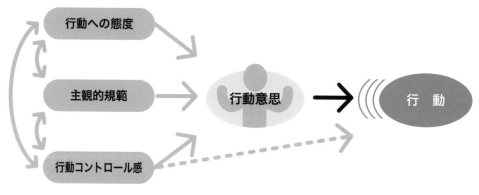

（文献 17 より）

「行動意思」に影響する3つの要因について，以下に説明します．

**行動への態度**：その行動をどれぐらいよいことだと思うかということ
**主観的規範**：周りからの期待にどれぐらい従おうと思うかということ
**行動コントロール感**：その行動をどれぐらいうまくできると思うかということ

計画的行動理論に基づいた対象者への働きかけは，次のようにまとめられます.

① ポジティブな行動への態度を持ってもらう：その行動をすることで，自分が価値を置く結果につながると思ってもらう.
② ポジティブな主観的規範を持ってもらう：自分にとって重要な人（例えば家族や友人）が，自分がその行動を行うべきだと思っているのではないかと考えてもらう.
③ 高い行動コントロール感を持ってもらう：その行動をうまくできると思ってもらうために，行動に必要な技術指導や，利用可能な資源を紹介する.

## ストレスとコーピング

ストレスとコーピングの考えでは，ストレスのもと（ストレッサー）がある場合，その人がそれをどのように感じ，どのように対処するかによって健康状態が決まると考えます[18].

以下にストレスとコーピングの図を示します.

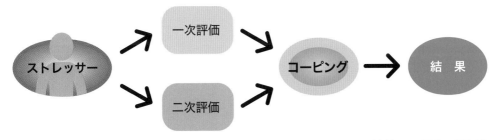

（文献 19 の図を一部改変）

上の図の各用語について，以下に説明します[18,19].

**ストレッサー**：ストレスのもと
**一次評価**：そのストレッサーが，自分にとってどのような性質のもので，どれぐらい重大なものかという評価
**二次評価**：自分はそのストレッサーにどの程度うまく対処することができるのかという評価
**コーピング**：ストレッサーに対してうまく対処しようとする努力
　　　　　　コーピングには以下の2通りがあります.
　　　　　　① 問題焦点コーピング：ストレッサーそのものへ働きかけるコーピング
　　　　　　② 情動焦点コーピング：ストレッサーに対する感じ方や考え方を変えようとするコーピング

結果：心身の健康状態

　ストレスとコーピングの考え方に基づいた対象者への働きかけは，以下のようにまとめられます．

> ① 対象者にとって何がストレッサーになっているのかを明らかにする．
> ② 対象者がストレッサーをどのように考えているのかを明らかにする（一次評価と二次評価）．
> ③ 対象者がストレッサーに対してどのようにコーピングしているのかを明らかにする．
> ④ 以上の情報に基づいて，対象者のストレッサーへの考え方やコーピングの方法が，より健康的なものになるようにアプローチをする．

## ソーシャルサポート（社会的支援）

　ソーシャルサポートとは，「社会的関係の中でやりとりされる支援」のことです．医療と保健の分野でのソーシャルサポートの働きとしては，次の2つが考えられます．
（1）周りからのサポートがあると，疾病の予防や治療，セルフケアのための健康行動が維持されやすくなる．
（2）周りからのサポートがあると（または，受けられると思うと），ストレッサーに対するとらえ方が変わったり，ストレッサーにうまく対処できるようになる．
　ソーシャルサポートは，次の4つに分けることができます[20]．

> ① **情緒的サポート**：共感や愛情，信頼，尊敬などを示してくれるサポート
> ② **道具的サポート**：実際に形のある支援やサービスを提供してくれるサポート
> ③ **情報的サポート**：問題を解決するうえで役立つアドバイスや提案，情報を提供してくれるサポート
> ④ **評価的サポート**：自己評価をするうえで役立つ情報を提供してくれるサポート

　ソーシャルサポートの考え方に基づいた対象者への働きかけは，以下のようにまとめられます．

> ① **サポートしてくれそうな人のリストアップ**：対象者が健康行動を始めてそれを続けるために，また，ストレッサーの負の影響を和らげるために，どのような人からサポートが得られそうか，リストアップする．
> ② **提供してくれそうなサポートの種類の検討**：次に，それらの人からどのような種類のサポートが得られそうか，検討する．
> ③ **サポートの依頼**：実際に，それらの人にサポートをお願いしてもらう．

コントロール所在とは，物事の結果をコントロールする（決める）力が，どこにあると考えるかということです[21]．

健康に関するコントロール所在とは，健康状態が何によってコントロールされている（決まる）と考えるかということです．健康に関するコントロール所在は，以下のように大きく2つに分けられます[22,23]．

**内的コントロール所在**：健康状態は，自分の行動（努力）によって決まると思うこと
**外的コントロール所在**：健康状態は，自分以外のもの（強力な他者や運など）によって決まると思うこと

健康に関するコントロール所在の考え方に基づいた対象者への働きかけは，以下のようにまとめられます．

① 内的コントロール所在の場合：対象者に積極的な治療への関わりを促す．
② 強力な他者に対する外的コントロール所在の場合：ある程度，医療・保健スタッフがリードしながらも，セルフケアなどへの積極的な関わりについては，それを促す方向で働きかける．
③ 運に対する外的コントロール所在の場合：健康状態は運だけで決まるものではなく，本人の行動によって左右される部分があることを，事例や，その対象者の健康データの変化に基づいて，そのつど説明するようにする．

# 健康行動理論の現場への応用法

以上が，7つの健康行動理論の簡単なまとめです．

ところで，これらの健康行動理論を医療と保健の現場に応用する場合は，具体的にどうしたらよいのでしょうか．その場合，以下のようないくつかの問題が考えられます．

① 7つの健康行動理論を状況に応じてどのように使い分ければよいのか．
② 7つの健康行動理論をどのように組み合わせればよいのか．
③ 7つの健康行動理論を全部覚えるのは難しいのではないか．

これらの問題に対して，これが正しいという100点満点の答えはないと思いますが，ここで，7つの健康行動理論の実践的な現場への応用方法を提案したいと思います．

7つの健康行動理論の構成要素を見比べると，完全に同じとは言えないまでも，似た要素がいくつかあることが分かります．以下に，それらの例を示します．

① 健康信念モデルの「有益性」と社会的認知理論の「結果予期」，計画的行動理論の「行動への態度」
② 社会的認知理論の「自己効力感」と計画的行動理論の「行動コントロール感」
③ 計画的行動理論の「主観的規範」とソーシャルサポート

　そこで，これらの似た要素を一つにまとめて，7つの健康行動理論を組み合わせると，大まかに次のような図で表せると考えます．下の図は，各項目が十分に満たされるほど，人が「健康行動」を行う可能性が高くなるということを示しています．

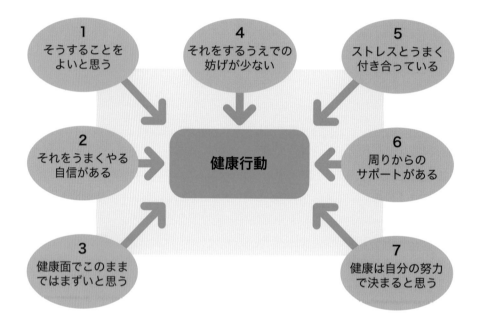

　上の言葉と対応する理論の要素は，以下の通りです．

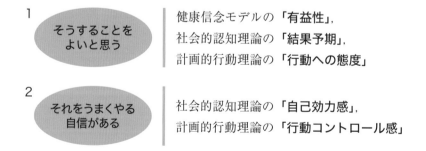

| 3 | | |
|---|---|---|
| 健康面でこのままではまずいと思う | 健康信念モデルの **「脅威」** | |

| 4 | | |
|---|---|---|
| それをするうえでの妨げが少ない | 健康信念モデルの **「障害」** | |

| 5 | | |
|---|---|---|
| ストレスとうまく付き合っている | ストレスとコーピング | |

| 6 | | |
|---|---|---|
| 周りからのサポートがある | 計画的行動理論の **「主観的規範」**，ソーシャルサポート | |

| 7 | | |
|---|---|---|
| 健康は自分の努力で決まると思う | 健康に関するコントロール所在の **「内的コントロール所在」** | |

　7つの健康行動理論のうち，変化のステージモデルは図に示していませんが，対象者に健康行動を促す場合には，変化のステージモデルに基づいて対象者をステージ分類し，対象者のステージに合わせた働きかけをすることが勧められます．

　ところで，先の図の各項目を全部覚えるのは，簡単なことではありません．
　そこで，これらを覚えるためのフレーズを考えました．

**「よい自信，まずい妨げ，ストレスに，サポート受けて，努力のステージ」**

　「何のこと？」と思われるかもしれませんが，このフレーズに，先の図で示した健康行動を行う可能性を高める項目が含まれているのです．以下にそれを説明します．

 　**「よい」** =「そうすることをよいと思う」

 　**「自信」** =「それをうまくやる自信がある」

**「まずい」** =「健康面でこのままではまずいと思う」

 **「妨げ」** =「それをするうえでの妨げが少ない」

 **「ストレス」** =「ストレスとうまく付き合っている」

 **「サポート」** =「周りからのサポートがある」

 **「努力」** =「健康は自分の努力で決まると思う」

 **「ステージ」** =「変化のステージモデルのステージ」

**「よい自信，まずい妨げ，ストレスに，サポート受けて，努力のステージ」**

　以上から，対象者に健康に関する行動変容を促す場合は，次のように働きかけることをお勧めします．

① 上のフレーズの各項目に基づいて，対象者の考えや状況を評価する．
② 各項目のうち，対象者が十分に満たしていないと考えられる項目について，働きかける．

　各項目への働きかけのポイントは，以下の通りです．
**「よい」**：その行動を行うと，自分が価値を置く結果につながると思ってもらう．
**「自信」**：自己効力感の4つの情報源を基に，自信を高める．
**「まずい」**：このままだと病気や合併症になる「可能性」が高く，その病気や合併症になると，結果が「重大」であると感じてもらう．
**「妨げ」**：その健康行動をするうえで「妨げ」になりそうなことを減らす．
**「ストレス」**：ストレッサーへの考え方や，コーピングの方法を健康的なものに変えてもらう．

**「サポート」**：その健康行動を行ううえで，周りからのサポートを活用してもらう．
**「努力」**：健康状態は，自分の努力によって決まると思ってもらう．
**「ステージ」**：変化のステージモデルのステージに合わせた働きかけをする．

　具体的な働きかけについては，次章以降で，以下のように6つの場面に分けて症例を提示し，説明していきます．

　　　第2章：食事療法へのやる気を高める
　　　第3章：運動療法へのやる気を高める
　　　第4章：薬物療法へのアドヒアランスを高める
　　　第5章：禁煙へのやる気を高める
　　　第6章：手技へのやる気を高める
　　　第7章：健康増進プログラムへの参加のやる気を高める

**■文 献**

1) 松本千明：序章 健康行動理論とは何か．In 医療・保健スタッフのための 健康行動理論の基礎 生活習慣病を中心に．（第2版），医歯薬出版，pp.1-2, 2024.

2) 松本千明：第1章 健康信念モデル（ヘルス・ビリーフ・モデル）．In 医療・保健スタッフのための 健康行動理論の基礎 生活習慣病を中心に．（第2版），医歯薬出版，pp.3-19, 2024.

3) Rosenstock IM：Historical origins of the health belief model. Health Education Monographs 2（4）：328-335, 1974.

4) Bandura A：Social foundation of thought and action：a social cognitive theory. Englewood Cliffs, NJ：Prentice-Hall, 1986.

5) A．バンデュラ（著），原野広太郎（監訳）：第1章 社会的学習理論の概観．In 社会的学習理論—人間理解と教育の基礎—．金子書房，pp.3-16, 1979.

6) A．バンデュラ（著），原野広太郎（監訳）：第2章 人間行動の形成．In 社会的学習理論—人間理解と教育の基礎—．金子書房，pp.17-63, 1979.

7) Bandura A：Self-efficacy：toward a unifying theory of behavioral change. Psychological Review 84（2）：191-215, 1977.

8) Bandura A：Sources of self-efficacy. In A Bandura, Self-efficacy：the exercise of control. New York, NY：WH Freeman and Company, pp.79-115, 1997.

9) A．バンデュラ（著），原野広太郎（監訳）：第3章 行動決定の先行要因．In 社会的学習理論—人間理解と教育の基礎—．金子書房，pp.65-104, 1979.

10) Bandura A：Self-regulatory mechanisms. In A Bandura, Social foundation of thought and action：a social cognitive theory. Englewood Cliffs, NJ：Prentice-Hall, pp.335-389, 1986.

11) Prochaska JO, Velicer WF：The transtheoretical model of health behavior change. American Journal of Health Promotion 12（1）：38-48, 1997.

12) Rossi SR, Rossi JS, Rossi-DelPrete LM, Prochaska JO, Banspach SW, Carleton RA：A process of change model for weight control for participants in community-based

weight loss programs. The International Journal of the Addictions 29 (2) : 161-177, 1994.

13) Prochaska JO, Norcross JC, Fowler JL, Follick MJ, Abrams DB : Attendance and outcome in a work site weight control program : processes and stages of change as process and predictor variables. Addictive Behavior 17 (1) : 35-45, 1992.

14) Greene GW, Rossi SR, Rossi JS, Velicer WF, Fava JL, Prochaska JO : Dietary applications of the stages of change model. Journal of the American Dietetic Association 99 (6) : 673-678, 1999.

15) Marcus BH, Rossi JS, Selby VC, Niaura RS, Abrams DB : The stages and processes of exercise adoption and maintenance in a worksite sample. Health Psychology 11 (6) : 386-395, 1992.

16) Ajzen I : From intentions to actions : a theory of planned behavior. In J Kuhl, J Beckmann (eds), Action—control : from cognition to behavior. Heidelberg : Springer, pp.11-39, 1985.

17) Ajzen I : From intentions to actions. In I Ajzen, Attitudes, personality, and behavior. Chicago, IL : The Dorsey Press, pp.112-145, 1988.

18) Lazarus RS, Folkman S : Stress, appraisal, and coping. New York, NY : Springer, 1984.
本明　寛, 春木　豊, 織田正美（監訳）：第2章　認知的評価のプロセス. ストレスの心理学—認知的評価と対処の研究. 実務教育出版, pp.25-51, 1991.

19) Lerman C, Glanz K : Stress, coping, and health behavior. In K Glanz, FM Lewis, BK Rimer (eds), Health behavior and health education : theory, research, and practice.(2nd ed), San Francisco, CA : Jossey-Bass, pp.113-138, 1996.

20) House JS : Work, stress and social support. Reading, MA : Addison-Wesley, 1981.

21) Rotter JB : Generalized expectancies for internal versus external reinforcement. Psychological Monographs 80 (1, Whole no. 609), 1966.

22) Lefcourt HM : Social learning theory : a systematic approach to the study of perceived control. In Herbert ML (ed), Locus of control—current trends in theory and research—. Hillsdale, NJ : Lawrence Erlbaum Associates, pp.32-41, 1982.

23) Wallston KA, Wallston BS, Devellis R : Development of the multidimensional health locus of control (MHLC) scales. Health Education Monographs 6 (2): 160-170, 1978.

　医療・保健スタッフにとって健康行動理論を学ぶことは，以下の 2 点において重要であると考えます．

① 対象者の行動変容に関して，筋道を立てて考えられるようになる．
② 対象者の行動変容に関して，スタッフの間で共通の "言葉" を持てるようになる．

　以下に，それぞれについてもう少し詳しく説明します．

① 対象者の行動変容に関して，筋道を立てて考えられるようになる．
　例えば，対象者に健康行動を勧める場合，こういう点にポイントを置いて働きかけるとよいという枠組みがあった方が，働きかけがしやすいと考えられます．この枠組みとなるものが，健康行動理論であると言えます．

② 対象者の行動変容に関して，スタッフの間で共通の "言葉" を持てるようになる．
　対象者の行動変容について，スタッフで話し合う場合を考えてみたいと思います．その話し合いの中で，「対象者は疾患への脅威の実感が少ない」，「対象者の自己効力感を高める必要がある」などの意見が出されたとします．その場合，スタッフメンバーが「脅威」，「自己効力感」という言葉の意味を正確に理解していれば，ディスカッションをより効率よく行うことができると思います．例えば，「脅威」の認識が少ないのであれば，健康信念モデルで「脅威」の認識に必要な「罹患性」と「重大性」について，対象者の場合どうなのかをディスカッションすることができます．また，「自己効力感」を高めるために，4 つの情報源に基づいた働きかけについて話し合うこともできるということです．

## コンプライアンスとアドヒアランス

　コンプライアンスとアドヒアランスという言葉が医療と保健の分野で使われる場合には，次のような意味があります．

**コンプライアンス**："医師等により処方された治療法に患者が従う確かさ"
**アドヒアランス**："患者が，いったん了承した治療法をほとんど監視なしで継続する度合"
　　　　　　　　　　（ナース版　ステッドマン医学辞典．メジカルビュー社，1998 年）

　このことから，コンプライアンスとアドヒアランスは違うものであることが分かります．以下の一般の英和辞典の記載を見ると，その違いがもっとはっきり分かります．

**コンプライアンス（compliance）**：
　①応ずること〈with..[希望，要求など] に〉，承諾，応諾；
　　従うこと〈with..[法律，規則など] に〉
　②人の言いなりになること，盲従．
**アドヒアランス（adherence）**：
　①固執，執着〈to..[主義，約束など] への〉；
　　支持〈to..[人物，党派など] への〉
　②粘着，付着
　　　　　　　　　　　　　　　（新グローバル英和辞典．第 2 版，三省堂，2001 年）
　以上より，コンプライアンスには，医療・保健スタッフから「こうした方がよい」と言われたことに対して，受身的に従うというニュアンスがあり，アドヒアランスにはそのようなニュアンスはないと考えられます．

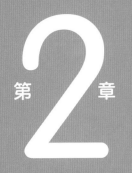

# 第2章 食事療法への やる気を高める

この章では，健康行動理論の観点から，食事療法へのやる気を高める働きかけについて，症例を基に考えてみたいと思います．

## 症例提示 ......................................

症例は37歳の男性，会社員のMさんです．（身長168 cm，体重80 kg）

会社の健診で肥満と2型糖尿病（空腹時血糖値134 mg/dL，HbA1c 7.2%）を指摘され，減量が必要との事で病院を受診しました．Mさんは，妻と2人の子ども（小学2年生と4年生）の4人暮らしです．

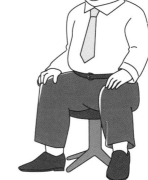

## Meeting

**スタッフ**：Mさん，どうぞ．

**Mさん**：はじめまして，お世話になります．

**スタッフ**：Mさんは，健診で肥満と糖尿病を指摘されて受診されたのですね．

**Mさん**：はい，そうです．糖尿病の方はそれほど悪くないとのことで，減量すればよくなるだろうと言われました．自分の場合，糖尿病と言われても全く症状がありませんし，そんなに悪くないと言われてほっとしています．糖尿病で目が見えなくなったり，透析にでもなったりしたら大変ですからね．

**スタッフ**：肥満についてはどうお考えですか．

**Mさん**：肥満と糖尿病は関係があると聞きました．今までにも，やせなくてはいけないと思い，何度か食事療法に挑戦をしたことはあるのですが，いつも三日坊主で終わってしまいます．食事療法というのは難しいですね．

**スタッフ**：そうですね．特にどのあたりが難しいとお感じになりますか．

**Mさん**：私は元々食べることが大好きで，お腹一杯食べないと食べた気がしないんです．それに，油っこい物にも目がなくて…．

**スタッフ**：アルコールについてはどうですか．

**Mさん**：最近，上司との関係がうまくいっていなくて，ストレスがたまってアルコールの量も増えています．職場の人間関係というのはストレスのもとですね．だからといってどうしようもないですし…．

**スタッフ**：そうですね．なかなか難しいですよね．今回は，食事療法についてはどうしようとお思いですか．

**Ｍさん**：食事療法は肥満に効果があると思いますので，何とかまたチャレンジしたいと思います．

**スタッフ**：そのやる気をうまくいかせるように，私たちもバックアップします．ところで，ご家族の方は，今回の健診結果について何かおっしゃっていますか．

**Ｍさん**：妻は，「病院でしっかり聞いてきて．私も協力するから」と言ってくれています．子どもたちも，「パパ，もっとやせなきゃダメ」と言っています．子どももまた小さいですし，「健康になるためには努力が必要だ」と考えて，私も頑張らねばと思ってはいるのですが…．

## 症例の考え方

　まず，第1章で説明した内容に基づいて，Ｍさんが肥満と糖尿病に対して食事療法を行うことについてどう考えているかを評価します．そして，Ｍさんの食事療法へのやる気を高めるために，どう働きかけたらよいかを見ていきましょう．

　ここで思い出していただきたいのが，あのフレーズです．

### 「よい自信，まずい妨げ，ストレスに，サポート受けて，努力のステージ」

　フレーズの中のそれぞれの言葉について，食事療法に対するＭさんの考えや状況をＭさんの言葉から評価していきます．

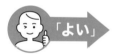 「よい」 「そうすることをよいことだと思っているか」

> Ｍさんの言葉：食事療法は肥満に効果があると思いますので−（略）−

　このＭさんの言葉から，Ｍさんは食事療法を行うことは，減量という好ましい結果につながると思っているようです．

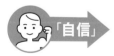 「自信」 「それをうまくやる自信があるか」

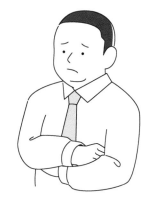

Mさんの言葉：今までにも，やせなくてはいけないと思い，何度か食事療法に挑戦をしたことはあるのですが，いつも三日坊主で終わってしまいます．食事療法というのは難しいですね

このMさんの言葉から，Mさんは食事療法を行うことについては，過去の失敗経験からあまり自信がないことが分かります．

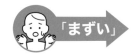 「このままではまずいと思っているか」

Mさんの言葉：自分の場合，糖尿病と言われても全く症状がありませんし，そんなに悪くないと言われてほっとしています

このMさんの言葉から，Mさんは糖尿病に関しては，このままの状態が続いても，あまり問題がないと感じているようです．

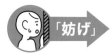 「健康行動を行ううえでの妨げが少ないか」

Mさんの言葉：私は元々食べることが大好きで，お腹一杯食べないと食べた気がしないんです．それに，油っこい物にも目がなくて…

このMさんの言葉から，Mさんは食事療法を行ううえで，満足感を感じるまで食べないと気がすまないことと，食事療法に伴う空腹感，好物が油っこいものであることが，妨げになっていると考えられます．

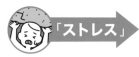 「何がストレッサーになっていて，それをどう考え，どう対処しているか」

Mさんの言葉：最近，上司との関係がうまくいっていなくて，ストレスがたまってアルコールの量も増えています．職場の人間関係というのはストレスのもとですね．だからといってどうしようもないですし…

このMさんの言葉から，Mさんにとってのストレッサーは職場の上司との関係で，Mさんはそれをどうしようもないと感じており，飲酒量の増加という形で対処していることが分かります．飲酒量が増えることは，肥満にとって好ましいことではありません．

以下にストレスとコーピングの説明図と，それにMさんの言葉を当てはめた図を示します．

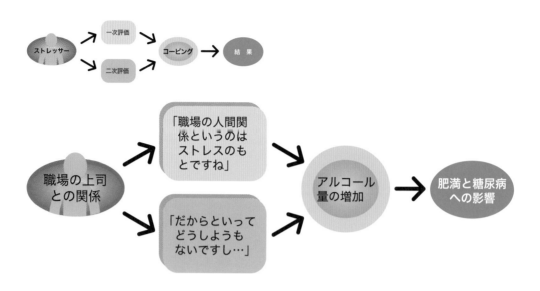

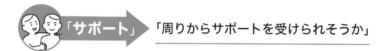

「周りからサポートを受けられそうか」

M さんの言葉：妻は，「病院でしっかり聞いてきて，私も協力するから」と言ってくれています

このMさんの言葉から，Mさんは，肥満と糖尿病の食事療法について，妻からの協力を得ることができると思われます．

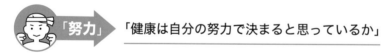

「健康は自分の努力で決まると思っているか」

M さんの言葉：「健康になるためには努力が必要だ」と考えて－（略）－

このMさんの言葉から，Mさんは，健康は自分の努力によっても決まると考えているようです．

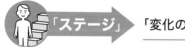

「変化のステージのどのステージにいるか」

Mさんの言葉：食事療法は肥満に効果があると思いますので，何とかまたチャレンジ
　　　　　　　したいと思います

このMさんの言葉から，Mさんは関心期か準備期にいると考えられます．6カ月以内に
その行動を行おうと思っているのが関心期で，1カ月以内にその行動を行おうと思ってい
るのが準備期です．Mさんは，正確にはいつから食事療法を始めるつもりだとは言ってい
ませんが，会話の流れから言えば，関心期というよりも準備期にいるのではと思われます．

## 症例への働きかけ

ここまで，肥満と糖尿病に対して食事療法を行うことへのMさんの考えや状況について，

### 「よい自信，まずい妨げ，ストレスに，サポート受けて，努力のステージ」

というフレーズに基づいて評価してきました．

これらの評価を全体的に分かりやすくまとめて，どのように働きかければよいかを考え
たいと思います．そのために，Mさんの考えや状況から判断して，Mさんが上のフレーズ
の各項目をどれぐらい満たしているか，以下の要領で評価したいと思います．

| | |
|---|---|
| 十分満たしていると思われるもの | → ○ |
| まあまあ満たしていると思われるもの | → △ |
| 満たしていないと思われるもの | → × |

| | | | | | |
|---|---|---|---|---|---|
| よい | ○ | 自信 | × | まずい | × |
| 妨げ | × | ストレス | × | サポート | ○ |
| 努力 | ○ | ステージ | 準備期 | | |

21

以上の結果から，Mさんの食事療法へのやる気を高める働きかけを考えていきたいと思います．基本的には，先の評価で×がついた項目を中心に働きかけるようにします．それぞれについての具体的な働きかけの方法を，以下に示します．

### 「自信」の×について：

　Mさんは，食事療法については，いつも三日坊主で終わってしまうことから，食事療法への自信が持てていない状況です．

　Mさんの食事療法に対する自信（「自己効力感」）を高める働きかけについて，自己効力感の4つの情報源に基づいて，考えてみたいと思います．

#### ① 自己の成功経験：

　今までは，食事療法が三日坊主で終わってしまうことが多く，その失敗経験がMさんの食事療法に対する自己効力感を低めてしまっていると考えられます．そこで，食事療法に対する成功経験を積んでもらうことで，食事療法への自己効力感を高めてもらうようにします．

　まず，Mさんが食事療法について達成できそうな行動目標を立ててもらい，それを達成してもらうことです．例えば，油っこい料理を1日3食のうち2回食べていたのを1回にするというように，具体的な行動目標を立ててもらうのです．そのような，少し頑張ればクリアできそうな行動目標を達成していくことで，少しずつ食事療法に対する自信が芽生えてくると考えられます．

#### ② 代理的経験：

　Mさんと同世代の男性で同じような状況にあった方で，食事療法を工夫して行うことによって減量に成功した実例を示すようにします．

#### ③ 言語的説得：

　Mさんでも，食べる物や食べ方を工夫することによって，食事療法を続けられる可能性があることを伝えるようにします．

#### ④ 生理的・情動的状態：

　食事療法を始める前の段階では，生理的・情動的状態の変化は認められませんので，この情報源については省略したいと思います．

### 「まずい」の×について：

　Mさんは，「糖尿病と言われても全く症状がありませんし，そんなに悪くないと言われてほっとしています」と言っています．確かに，糖尿病のコントロールの面から言えば，HbA1cが7.2%ですので，それほど悪いとは言えません．しかし，肥満が今後，他の健康障害を併発する可能性も考えられるため，このままの状態ではよくないことをしっかりと説明する必要があります．

　その場合に，肥満している人は，いろいろな疾患を合併する率が高いことも説明するようにします（例えば，糖尿病の他に高血圧症や高尿酸血症，関節障害など）．

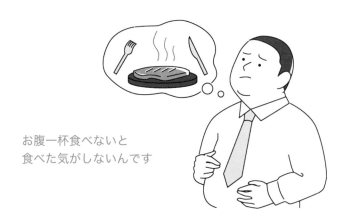

お腹一杯食べないと
食べた気がしないんです

## 「妨げ」の×について：

　Mさんが食事療法を行ううえで妨げになっていることは，お腹一杯食べないと食べた気がしないことと，油っこい物が好物であることが挙げられます．

　お腹一杯食べないと食べた気がしないことについては，カロリーが少なめの食品を示して，それらを積極的に食事に取り入れることを勧めたり，よく噛んでゆっくり食べることで満腹感を得られやすいことを説明します．

　油っこいものが好物であることについては，好きなものをすっかりやめるのは難しいですし，心理面の負担を考えると，必ずしもよくないと思います．そこで，油っこい料理を食べる回数を減らすという現実的な対応を考えてもらいます．

## 「ストレス」の×について：

　Mさんはストレスとコーピングの観点から言うと，職場の上司との関係をストレスフルだと感じ，どうしようもないのでアルコールを多く飲むことで対処しています．これは，肥満の面からも勧められることではありません．

　ストレスとコーピングについて働きかける場合は，以下の点がポイントになります．

① ストレッサーに対する一次評価を変えることはできないか．
② ストレッサーに対する二次評価を変えることはできないか．
③ ストレッサーに対するコーピングの方法を変えることはできないか．

　Mさんは一次評価として，職場の上司との関係をストレスであると感じていますが，それを自分が成長するための挑戦ととらえることはできないか，考えてもらうことも勧められます．アントノフスキー[1]は，同じストレッサーがかかっても，健康を損ないにくい人の特徴として，ストレッサーを自分にとって意味のある克服すべき挑戦ととらえる傾向を挙げています．

　Mさんの二次評価は，「だからといってどうしようもないですし…」というものですが，職場の上司との関係に少しでもうまく対処できる方法や考え方がないか，話し合うことも必要です．

　コーピングの方法については，Mさんはアルコールを多く飲むことで対処しています

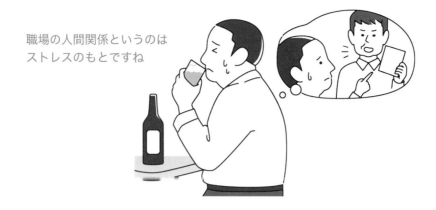

職場の人間関係というのは
ストレスのもとですね

が，ストレス発散の方法として，他に M さんができそうなことを考えてもらいます（例え
ば，運動など）.

### 「ステージ」の準備期について：

　食事療法について準備期にいると考えられる M さんへの働きかけとしては，「コミット
メント」が勧められます.

### コミットメント：

　コミットメントには，「行動変容することを決意して，それを表明すること」という意味
があります. M さんには，食事療法を行うことを家族や友人に宣言してもらうようにしま
す.

### ■文 献

1）Antonovsky A：The "sense of coherence" concept. In A Antonovsky, Unraveling the mystery of health：how people manage stress and stay well. San Francisco, CA：Jossey-Bass, pp.15-32, 1987.

## 価値ー期待理論

　「価値ー期待理論」（あるいは「期待ー価値理論」）とは，健康信念モデルや計画的行動理論の共通の基盤になっている考え方です．「価値ー期待理論」では，人がある行動をとる可能性が高くなるためには，その行動をとると，自分が価値を置く結果につながると期待する必要があると考えます．

　このことを図に表すと，以下のようになります．

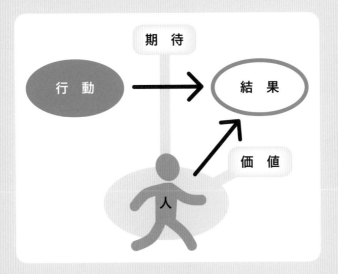

　身近な例を挙げると，巷にはいろいろなダイエット法があふれていますが，ある人が「○○ダイエット法ってよさそうね．今度試してみようかしら」と思ったとします．なぜそのように思ったのかを「価値ー期待理論」の面から考えると，次のようになります．その人は，○○ダイエットを行うと，自分が価値を置く減量という結果につながると期待しているからということです．

　対象者に健康行動を勧める場合には，その行動をとると，その人が価値を置く結果につながると，期待してもらえるように働きかける必要があります．

　この「価値ー期待理論」の考え方は，いろいろな行動について考えるときに基本となるものですので，しっかりと頭に入れておいていただきたいと思います．

　対象者に健康行動を勧めた際に，「そうすることが身体によいことは分かっているんだけど…」という言葉をよく耳にします．この後に続く言葉が，その人がその行動を行うことを妨げているものだと考えられます．

　医療・保健スタッフが，対象者に健康行動を勧める場合に，その行動のプラス面を強調しますが，それと同じぐらいに対象者にとってその行動を行うことを妨げているものへの注意が必要です．対象者との話し合いによって，対象者にとって健康行動をとることを妨げているものが何であるかを明らかにし，それをできるだけ減らすような働きかけが必要です．

　健康行動をとることを妨げるものは，例えば，時間がない，楽しくない，お金がかかる，副作用が心配だ，難しいなど，いろいろと考えられます．それらは人によって違いますから，対象者との話し合いによって明らかにしていく必要があります．

■文 献

・Janz NK, Becker MH：The health belief model：a decade later. Health Education Quarterly 11（1）：1-47, 1984.

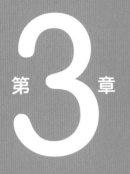

# 運動療法への
# やる気を高める

第 **3** 章

この章では，健康行動理論の観点から，運動療法へのやる気を
高める働きかけについて，症例を基に考えてみたいと思います．

## 症例提示 ·····························

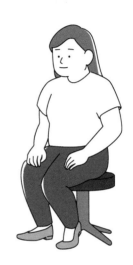

　症例は 42 歳の主婦，N さんです．（身長 160 cm,
体重 65 kg）

　地域の住民健診で肥満と高血圧（150/92 mmHg）を
指摘され，保健センターの生活習慣改善相談を受けに来
ました．N さんは，夫と 2 人の子ども（小学 6 年生と中
学 3 年生），姑との 5 人暮らしです．

## Meeting

**スタッフ**：N さん，どうぞ．

**N さん**　：こんにちは，お願いします．

**スタッフ**：N さんは健診で肥満と高血圧を言われたんですね．

**N さん**　：はい，そうなんです．体重があるのは今に始まったことじゃないので，あまり
　　　　　　気にはしていないんですが，血圧が高いというのは今回初めて言われたので，
　　　　　　心配になってやって来ました．何か自分にできることがあればと思いまして．

**スタッフ**：血圧についてはどうお考えですか．

**N さん**　：実の母も血圧で薬を飲んでいまして，やっぱり遺伝なんだろうなと思っていま
　　　　　　す．血圧が高いからといって，頭が痛いとかそんなことは全然ないんですが，
　　　　　　近所の奥さんから，「血圧もそのままにしておくと怖いんですって」と聞いて，
　　　　　　心配になって来たんです．

**スタッフ**：そうですか．血圧も放っておくといろいろな病気の原因になる場合があります
　　　　　　からね．しっかりと治療をした方がいいと思いますよ．肥満と血圧は関係が深
　　　　　　いですから，N さんの場合，すぐに血圧の薬を飲むというよりも，まずは食事
　　　　　　と運動で減量されるといいと思います．もちろん，塩分を控えるということも
　　　　　　大事ですが．

**N さん**　：肥満と血圧というのは関係があるんですか．知りませんでした．やっぱり，や
　　　　　　せなくてはいけないんですね．

スタッフ ：そうですね．運動についてはどうですか．

Ｎさん ：運動もそろそろやらなくてはと思ってはいるのですが…．ただ，やせるためにはよっぽど運動をしなくてはいけないと聞きますし，私は家のことやら何やらで，運動をする時間が取れないんですよね．それに，運動は退屈そうで…．

スタッフ ：日頃，ストレスがたまっているということはありますか．

Ｎさん ：そうですね．子どもが受験生で，それに姑とのことなどもあって，結構ストレスがたまっちゃうんです．それでつい間食をしてしまうということはありますね．

スタッフ ：そうですか．ご家族の方はＮさんの健康について何かおっしゃっていますか．

Ｎさん ：夫は，「まずやせなくちゃいけないな．でも，また三日坊主で終わるんじゃないのか」と言っています．

## 症例の考え方

　前章と同じように，肥満と高血圧に対する運動療法について，Ｎさんの考えや状況を評価します．そして，Ｎさんの運動療法へのやる気を高めるために，どう働きかけたらよいかを見ていきましょう．

**「よい自信，まずい妨げ，ストレスに，サポート受けて，努力のステージ」**

に従って，運動療法に対するＮさんの考えや状況について，Ｎさんの言葉から評価していきます．

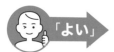 「よい」　「そうすることをよいことだと思っているか」

> Ｎさんの言葉：ただ，やせるためにはよっぽど運動をしなくてはいけないと聞きますしー（略）ー

　このＮさんの言葉から，Ｎさんはちょっとした運動では，減量にはあまりつながらないと思っているようです．

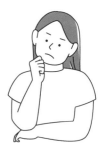

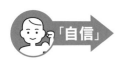 「それをうまくやる自信があるか」

> Nさんの言葉：私は家のことやら何やらで，運動をする時間が取れないんですよね

　このNさんの言葉から，Nさんは忙しい中で運動をする時間を見つけることに対して，あまり自信がないと考えられます．

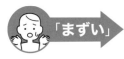 「このままではまずいと思っているか」

> Nさんの言葉：近所の奥さんから，「血圧もそのままにしておくと怖いんですって」と聞いて，心配になって来たんです

　このNさんの言葉から，Nさんは血圧に関しては，このままではまずいという気持ちを持っていると考えられます．

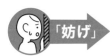 「健康行動を行ううえでの妨げが少ないか」

> Nさんの言葉：私は家のことやら何やらで，運動をする時間が取れないんですよね．それに，運動は退屈そうで…

　このNさんの言葉から，Nさんは運動を行ううえで，時間が取れないことと，運動を退屈だと感じていることが，妨げになっていると考えられます．

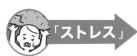 「何がストレッサーになっていて，それをどう考え，どう対処しているか」

> Nさんの言葉：子どもが受験生で，それに姑とのことなどもあって，結構ストレスがたまっちゃうんです．それでつい間食をしてしまうということはありますね

　このNさんの言葉から，Nさんにとってのストレッサーは，子どもの受験や姑との関係で，Nさんはそれをストレスであると感じていて，間食をするという形で対処していることが分かります．間食をすることは肥満にとって好ましいことではありません．
　次ページに，ストレスとコーピングの説明図と，それにNさんの言葉を当てはめた図を示します．

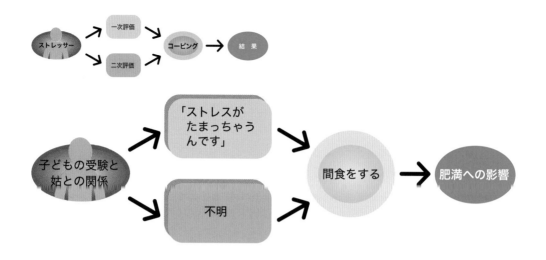

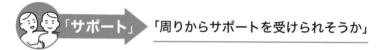

「周りからサポートを受けられそうか」

N さんの言葉：夫は，「まずやせなくちゃいけないな．でも，また三日坊主で終わるん
じゃないのか」と言っています

　このNさんの言葉から，Nさんの夫は，Nさんの減量の努力は長く続かないのではと予
想しており，現時点で積極的にサポートをしようという意思表示はしていません．

「健康は自分の努力で決まると思っているか」

N さんの言葉：何か自分にできることがあればと思いまして

　このNさんの言葉から，Nさんは，健康は自分の努力によってある程度左右されると考
えているようです．

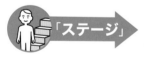

「変化のステージのどのステージにいるか」

N さんの言葉：運動もそろそろやらなくてはと思ってはいるのですが…

　このNさんの言葉から，運動に関してNさんは，関心期にいると考えられます．

## 症例への働きかけ

　ここまで，肥満と高血圧に対して運動療法を行うことへのNさんの考えや状況について，

### 「よい自信，まずい妨げ，ストレスに，サポート受けて，努力のステージ」

というフレーズに基づいて評価してきました．これらの評価を全体的に分かりやすくまとめて，どのように働きかければよいかを考えたいと思います．そのために，Nさんの考えや状況から判断して，Nさんが上のフレーズの各項目をどれぐらい満たしているか，以下の要領で評価したいと思います．

> 十分満たしていると思われるもの　　→　○
> まあまあ満たしていると思われるもの　→　△
> 満たしていないと思われるもの　　　→　×

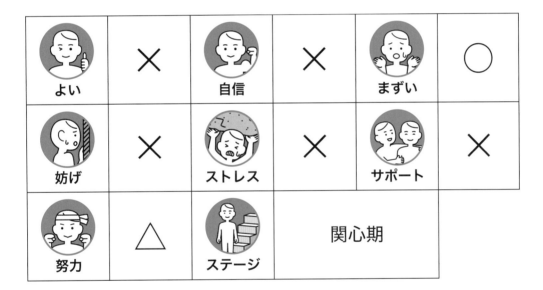

　以上の結果から，Nさんの運動へのやる気を高める働きかけを考えていきたいと思います．基本的には，上の評価で×がついた項目を中心に働きかけるようにします．それぞれについての具体的な働きかけの方法を，以下に示します．

### 「よい」の×について：

　Nさんは，減量するにはよほど運動をしないといけないと考えており，運動をすることについてはあまりよいと考えていません．

　Nさんに運動をすることをよいことだと思ってもらうために，肥満と高血圧に対する運動療法の意義というものを知ってもらう必要があります．継続的な減量を行うためには，食事療法と運動療法を一緒に行う必要があることを説明します．

運動の効果としては，減量の他に血圧へのよい影響があることも伝えます．よほど運動をしないとやせないというNさんの考えについては，Nさんの場合，1日に1時間ほど速歩をして，1カ月で1kgやせる計算になります．しかし，運動の血圧への効果など，運動が持つ他のよい点を強調するとよいと思います．

### 「自信」の×について：

Nさんは家の仕事が忙しく，運動することへの自信があまりないようです．Nさんの運動への自信（「自己効力感」）を高める働きかけについて，自己効力感の4つの情報源に基ついて，考えてみたいと思います．

### ① 自己の成功経験：

家の仕事で忙しいNさんに，いきなり毎日1時間運動してくださいと言っても，それは難しいと思います．そこで，毎日でなくても，週に2～3回，1回に10分でもいいので，運動をすることができないかを話し合います．

忙しい中でもなんとか工夫をして，Nさんの達成できそうな行動目標を立ててもらうことです．その目標がクリアできれば，少しずつ運動の時間や頻度を増やしていくことを話し合うようにします．

### ② 代理的経験：

Nさんと同じような状況（性や年齢，家族構成，疾患など）にある方で，忙しい中でも時間を見つけて運動をすることで，減量に成功した人の話をするようにします．

### ③ 言語的説得：

Nさんが立てた運動の行動目標に対し，その目標なら，少し頑張ればクリアできるのではないかと，言葉で伝えることも一つの方法です．

### ④ 生理的・情動的状態：

運動を始める前の段階では，生理的・情動的状態の変化は認められませんので，この情報源については省略したいと思います．

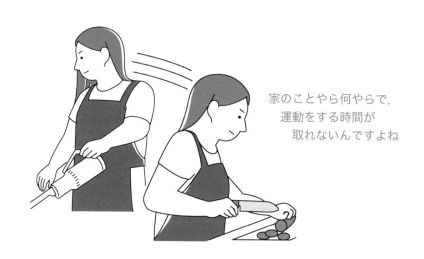

家のことやら何やらで，
運動をする時間が
取れないんですよね

## 「妨げ」の×について：

　Ｎさんが運動をすることを妨げているのは，忙しくて運動をする時間が取れないということと，運動は退屈そうで興味が持てないということです．運動のための時間が取れないことについては，「自信」の項で取り上げましたので，ここでは，Ｎさんに楽しく運動してもらう方法について考えてみたいと思います．

　ウォーキングやジョギングなどは，自然の風景を楽しみながら行うことができると言われます．しかし，全員がそのように感じることができるかどうかはわかりません．そこで，Ｎさんが楽しみながら身体を動かせることがないかを話し合います．

　もしもＮさんが音楽が好きなら，それに合わせて毎日エアロビクスのような体操をするということでもよいでしょう．Ｎさんが楽しめることと身体を動かすことをうまく組み合わせることができないか，考えてもらうようにします．

## 「ストレス」の×について：

　Ｎさんはストレスとコーピングの観点からいうと，子どもが受験生であることや姑との関係をストレスフルだと感じ，間食をすることで対処しています．これは肥満の面からも勧められることではありません．

　ストレスとコーピングについて働きかける場合は，以下の点がポイントになります．

① ストレッサーに対する一次評価を変えることはできないか．
② ストレッサーに対する二次評価を変えることはできないか．
③ ストレッサーに対するコーピングの方法を変えることはできないか．

　Ｎさんは一次評価として，子どもの受験のことや姑との関係をストレスであると感じていますが，具体的にどういう点が特にストレスなのかを明らかにするようにします．

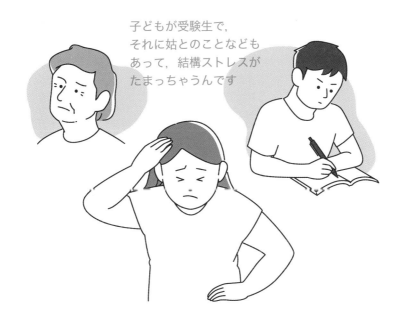

子どもが受験生で，
それに姑とのことなども
あって，結構ストレスが
たまっちゃうんです

Nさんの二次評価は，会話からは不明ですが，これらのストレッサーを少しでもうまく処理できるような方法や考え方がないか，話し合うことも必要です．

コーピングの方法については，Nさんは間食をすることで対処していますが，運動や趣味など，他の方法でストレスを発散できないか，話し合うようにします．

### 「サポート」の×について：

Nさんの肥満と高血圧の治療について，夫は，「まずやせなくちゃいけないな．でも，また三日坊主で終わるんじゃないのか」と言っています．この言葉だけから判断すると，夫からはあまりサポートは期待できないかもしれません．

しかし，三日坊主で終わるんじゃないかという夫に，「おっ，なかなか今回は頑張っているな」と思わせることを目標にするという発想も可能だと思います．

### 「ステージ」の関心期について：

運動について関心期にいると考えられるNさんへの働きかけとしては，「自己の再評価」が勧められます．

#### 自己の再評価：

以下の2つの場合の自己イメージを考えてもらうようにします．

① 肥満や高血圧の状態が続き，将来的に合併症で苦しんでいる自分

② 運動をすることによって肥満や高血圧が改善し，将来的に健康で生活している自分

脅　威

　健康信念モデルでは，人が健康行動をとるためには，このままではまずいという危機感（脅威）を感じることが必要であると考えます．

　この「脅威」を感じるためには，次の２つを感じる必要があります．

①「罹患性」：病気や合併症になる可能性
②「重大性」：病気や合併症になった場合の重大さ

　医療や保健の現場では，対象者に「罹患性」を感じてもらうことは簡単ではありません．多くの方は，病気や合併症になったら大変だと思っても，自分がなるとはあまり思わないのではないでしょうか．

　しかし，例えば，家族や友人など，身近な人が疾患にかかった場合に，自分も同じようになるのではと思い始めることはあります．このように，いろいろな情報を利用して，対象者が自分もその疾患や合併症になる可能性があるのだという意識を高め，疾患や合併症を自分の問題として考え始めるように働きかけることが必要です．

## Column 自己効力感

　自己効力感とは，簡単に言うと，「ある行動をうまく行うことができるという自信」のことです．

　健康行動についてもそうですが，人は，自分にとってできそうかどうかということを判断します．自分にはとてもできそうもないと思うことは，なかなか「やる気」にならないものです．

　例えば，今までに定期的な運動を一切していなかった方に，健康によいからといって「明日から毎日30分ジョギングをしてください」と言っても，実行するのは難しいと思います．言われた本人が，とても自分にはできないと思ってしまったら，運動をしようという気持ちは生まれにくくなります．

　その場合は，少し頑張れば達成できそうな目標を立ててもらい，それをクリアしてもらうことがポイントになります．

　初めの目標を達成して，その行動を行うことに自信が出てきたら，少しずつ目標を上げることを話し合います．ここであまり急ぎすぎるのは禁物です．ある行動に対する自信（自己効力感）というものは，それが強固なものとして一度確立してしまえば，少しぐらい失敗してもすぐになくなることは少ないと考えられます．しかし，自信を感じ始めるようになった初期の段階では，あまり目標を上げ過ぎてそれを達成できなかった場合に，その行動に対する自信が失われやすいと言われています．

■文　献

・Bandura A：Theoretical perspectives. In A Bandura, Self-efficacy：the exercise of control. New York, NY：WH Freeman and Company, pp.1-35, 1997.

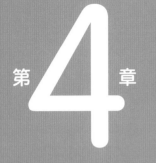

# 第4章 薬物療法への アドヒアランスを高める

この章では，健康行動理論の観点から，薬物療法へのアドヒアランスを高める働きかけについて，症例を基に考えてみたいと思います．

## 症例提示 ·····························

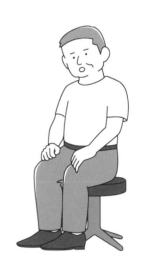

症例は56歳の男性，自営業者のOさんです．（身長172 cm，体重70 kg）

Oさんは高血圧と脂質異常症で通院中です．現在，両方の疾患に対して内服治療を受けていますが，服薬のアドヒアランスは決して高いとは言えず，血圧と脂質のデータもあまりかんばしくありません．

## Meeting

スタッフ：Oさん，調子はどうですか．

Oさん　：いやあ，特にどうってこともなく元気ですよ．

スタッフ：血圧が160の92で，悪玉コレステロールが165ですから，まだだいぶ高いみたいですね．

Oさん　：そうは言っても，身体もピンピンしていてどこも悪くないしね．

スタッフ：でも，血圧やコレステロールを高いままにしておくと，脳卒中とか心筋梗塞になる可能性もありますよ．

Oさん　：そりゃあそんな病気になったら大変だけど，どんなにきちんとやっていても，なるときにはなるんだしね．

スタッフ：出ている薬が飲めないことなんかもありますか．

Oさん　：そうだねえ．できるだけ飲むようにはしてるんだけど，忙しいときなんかつい忘れちゃったりするんだよね．きっちり飲むというのは，なかなか難しいね．飲んでも飲まなくても，身体の調子としてはあまり変わらないし，それに副作用も心配だしね．

スタッフ：ご家族の方は，Oさんの病気について何かおっしゃっていますか．

Oさん　：妻は，「薬をちゃんと飲め」ってうるさく言ってるけど…．

## 症例の考え方

前章と同じように，高血圧と脂質異常症に対する薬物療法について，Ｏさんの考えや状況を評価します．そして，Ｏさんの薬物療法へのアドヒアランスを高めるために，どう働きかけたらよいかを見ていきましょう．

**「よい自信，まずい妨げ，ストレスに，サポート受けて，努力のステージ」**

に従って，薬物療法に対するＯさんの考えや状況について，Ｏさんの言葉から評価していきます．

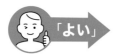 「よい」 「そうすることをよいことだと思っているか」

Ｏさんの言葉：飲んでも飲まなくても，身体の調子としてはあまり変わらないし－（略）－

このＯさんの言葉から，Ｏさんは薬を飲むことをあまりよいことだと思っていないようです．

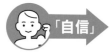 「自信」 「それをうまくやる自信があるか」

Ｏさんの言葉：忙しいときなんかつい忘れちゃったりするんだよね．きっちり飲むというのは，なかなか難しいね

このＯさんの言葉から，Ｏさんは忙しい中でも薬をきちんと飲むということに対して，あまり自信がないようです．

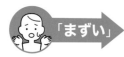 「まずい」 「このままではまずいと思っているか」

Ｏさんの言葉：そりゃあそんな病気になったら大変だけど－（略）－

このＯさんの言葉から，Ｏさんは脳卒中や心筋梗塞になったら大変だとは思っているようです．

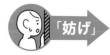 「妨げ」 「健康行動を行ううえでの妨げが少ないか」

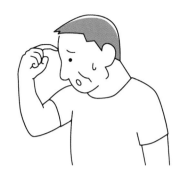

Oさんの言葉：忙しいときなんかつい忘れちゃったりするんだよね．－（略）－それに副作用も心配だしね

このOさんの言葉から，Oさんは内服薬をきちんと飲むうえで，忙しさと副作用の心配が妨げになっていると考えられます．

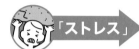 「ストレス」 ➡ 「何がストレッサーになっていて，それをどう考え，どう対処しているか」

Oさんが内服薬を処方された通りにきちんと飲むことについて，会話からはストレスの直接的な関与は考えにくいので，ここでは省略したいと思います．

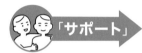 「サポート」 ➡ 「周りからサポートを受けられそうか」

Oさんの言葉：妻は，「薬をちゃんと飲め」ってうるさく言ってるけど…

このOさんの言葉から，妻は，Oさんが処方された薬をきちんと飲んでいないことを心配しているようです．

 「努力」 ➡ 「健康は自分の努力で決まると思っているか」

Oさんの言葉：どんなにきちんとやっていても，なるときにはなるんだしね

このOさんの言葉から，Oさんは健康状態を決める要因として，運の影響もかなり考えているようです．

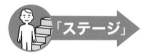 「ステージ」 ➡ 「変化のステージのどのステージにいるか」

Oさんは，処方された薬を飲むということについては，時々飲み忘れはあるものの，それなりに飲めていますので，行動期（または維持期）にいると考えられます．

しかし，時々飲み忘れがあるので，行動期（または維持期）にいるけれども，「一時的なつまずき」が何度かある状態だと考えられます．

## 症例への働きかけ

　ここまで，高血圧と脂質異常症に対する処方薬をきちんと飲むことへの O さんの考えや状況について，

**「よい自信，まずい妨げ，ストレスに，サポート受けて，努力のステージ」**

というフレーズに基づいて評価してきました.

　これらの評価を全体的に分かりやすくまとめ，どのように働きかければよいかを考えたいと思います．そのために，O さんの考えや状況から判断して，O さんが上のフレーズの各項目をどれぐらい満たしているか，以下の要領で評価したいと思います.

| | |
|---|---|
| 十分満たしていると思われるもの | → ○ |
| まあまあ満たしていると思われるもの | → △ |
| 満たしていないと思われるもの | → × |

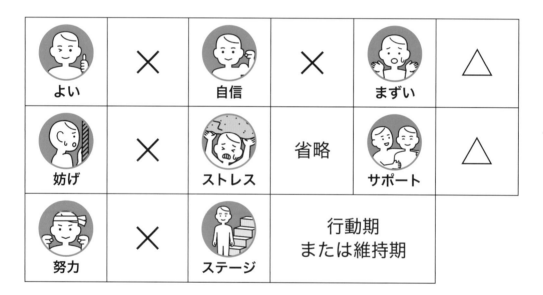

| | | | | | |
|---|---|---|---|---|---|
| よい | × | 自信 | × | まずい | △ |
| 妨げ | × | ストレス | 省略 | サポート | △ |
| 努力 | × | ステージ | 行動期<br>または維持期 | | |

　以上の結果から，O さんの内服治療へのアドヒアランスを高める働きかけを考えていきたいと思います．基本的には，上の評価で×がついた項目を中心に働きかけるようにします．それぞれについての具体的な働きかけの方法を，以下に示します.

### 「よい」の×について：

　O さんは，高血圧と脂質異常症の薬を飲んでも身体の調子は変わらないので，薬を飲むことをよいことだとは，あまり思っていないようです．O さんに薬を飲むことをよいことだと思ってもらうために，薬を飲むことのメリットを感じてもらう必要があります.

　薬をきちんと飲むと血圧や LDL コレステロールが下がることをデータを使って説明し，

それらが下がることが，脳卒中や心筋梗塞発症のリスクを減らすことを説明するようにします．

## 「自信」の×について：

　Oさんは，忙しい中でも薬をきちんと飲むことに対して自信がないようです．Oさんの薬をきちんと飲むことに対する自信（「自己効力感」）を高める働きかけについて，自己効力感の4つの情報源に基づいて，考えてみたいと思います．

### ① 自己の成功経験：

　まずはOさんに，1カ月の間に何回薬を飲めなかったのかをチェックしてもらいます．このように，自分でセルフ・モニタリングをすることだけでも，薬を飲むという行動に注意を払うことになり，内服へのアドヒアランスが高まる可能性も期待できます．その結果に基づいて，次の月は，ちょっと頑張れば達成できそうな，薬を飲めない回数を減らす目標を立ててもらいます．それをクリアできれば，少しずつ目標を上げていってもらうようにします．

### ② 代理的経験：

　Oさんと同じような状況にある人が，きちんと薬を飲んだ結果，血圧やLDLコレステロールが低下した例を示すようにします．

### ③ 言語的説得：

　現実的な判断に基づきながら，「Oさんなら，薬が飲めない回数を減らすことができますよ」と言葉で励ますことです．

### ④ 生理的・情動的状態：

　Oさんの場合，薬を飲むことでの生理的，情動的状態の変化というものはあまり考えられないと思いますので，この情報源については省略したいと思います．

## 「妨げ」の×について：

　Oさんが薬をきちんと飲むことを妨げている一つの理由は，薬の副作用への懸念です．この懸念を減らすために，まず，処方されている薬の副作用について，きちんと説明することが必要です．主な副作用としてどんなものがあり，どれぐらいの頻度で起こりうるのかを説明します．また，副作用の徴候が出たら知らせてもらうことと，それに対しての対処法なども説明します．

　この場合にOさんに考えてもらう必要があるのは，副作用だけではなく，薬の作用で血圧やLDLコレステロールが下がることで，Oさんが得るメリットについてです．薬を飲むことで得られるメリットと，副作用の懸念をはかりにかけてもらうということです．

## 「努力」の×について：

　Oさんは，高血圧や脂質異常症の合併症について，「どんなにきちんとやっていても，なるときにはなるんだしね」と言っています．健康状態を決める要因として，運の影響もかなり考えているようです．このOさんに，健康状態は自分の努力によって決まるのだと考えてもらうために，薬をきちんと飲むことが血圧やLDLコレステロールの低下につなが

り，それによって合併症の発症リスクが下がるということを強調して説明する必要があります．

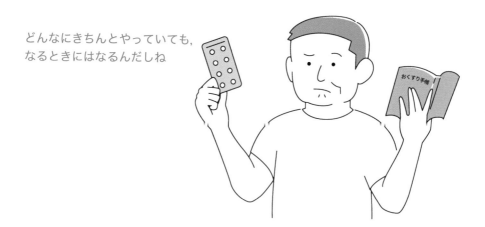

どんなにきちんとやっていても，
なるときにはなるんだしね

**「ステージ」の行動期または維持期について：**

　治療薬の内服という行動について，行動期または維持期にいると考えられるＯさんへの働きかけとしては，「行動置換」，「援助関係の利用」，「強化マネジメント」，「刺激の統制」が勧められます．

**行動置換：**

　不健康な行動を健康的な行動に置き換えることですが，Ｏさんの場合には直接当てはまりにくいと思われますので，ここでは省略します．

**援助関係の利用：**

　会話から，Ｏさんの妻が，Ｏさんの内服アドヒアランスについて気にしていることが分かります．そこで，妻にＯさんの内服状況をチェックしてもらったり，きちんと飲めている場合は，言葉で褒めてもらうようにサポートをお願いするのも一つの方法です．

**強化マネジメント：**

　Ｏさんに，薬を飲めない回数を減らす具体的な目標を立ててもらい，それが達成できたときに，自分に褒美をあげるようにしてもらいます．

**刺激の統制：**

　部屋やトイレの壁などに，「薬を忘れずに飲むこと」という貼り紙をしてもらうのも一つの方法です．

計画通りに行動できなかった場合の働きかけ

　例えば，対象者が，ある健康行動について行動計画を立てても，計画通りに行動を行えるとは限りません．

　行動計画を立てても，対象者の中には，そもそも行動を始められなかったり，行動を始めたけれど計画通りにできなかったり，元の不健康な習慣に「逆戻り」してしまう人もいると思います．

　そのままでは，対象者は行動への「やる気」を失ってしまいます．

　そこで，対象者の「やる気」を高めたり，行動への再チャレンジを促すために，以下のような働きかけが必要になります．

【計画通りに行動できなかった場合の働きかけ】
(1) 計画通りにできなかった原因を明らかにする
(2) 原因への対策を考える

(1) 計画通りにできなかった原因を明らかにする
【考えられる原因】
① 何らかの「障害」が邪魔をした
② 行動計画に無理があった

(2) 原因への対策を考える
【原因への対処方法】
① 何らかの「障害」が邪魔をした場合：
　計画通りに行動できなかった原因を対象者に尋ね，その原因の解決方法を考えてもらいます．対象者がどうしても解決方法を考え出せない場合は，スタッフから提案をします．
② 行動計画に無理があった場合：
　行動計画に無理があったと考えられる場合は，改めて，対象者自身に行動計画を決め直してもらいます．

■文　献
・鱸　伸子，いとうびわ，柳澤厚生：医療コーチングレッスン．南山堂，2010.

「傾聴」とは，「意識を相手に集中して聴くこと」で，行動変容を促す面接において，重要なスキルの一つとされています．

「傾聴」をする場合のポイントとして，次の6つが挙げられます．

① 最後まで聴く，② 相づち・うなずき，オウム返し，③ 受容する，④ 要約する，⑤ 共感する，⑥ 沈黙を大切にする

それぞれについて，説明します．

**① 最後まで聴く**

「相手の話を遮らない」ということです．

**② 相づち・うなずき，オウム返し**

「相づち」と「うなずき」をする場合のポイントは，「相づち」と「うなずき」をたくさん行うということです．また，「オウム返し」は，相手の話のキーワードを繰り返すことです．

**③ 受容する**

相手の考えや感情をそのまま受け止めることです．具体的には，相手の考えや感情の「良し悪し」や，「正しい・正しくない」という評価をしないということです．

**④ 要約する**

相手の話の要点をまとめて，伝えることです．

**⑤ 共感する**

自分を相手の立場に置いて感情を共有し，それを言葉で伝えることです（例：「～というお気持ちはよく分かります」など）．

**⑥ 沈黙を大切にする**

文字通り，相手の沈黙を大切にするということです．

**■文 献**

・柳澤厚生（編著），日野原万記，井原恵津子，清野健太郎（著）：ナースのためのコーチング活用術．医学書院，2003．
・柳澤厚生（編著），鱸 伸子，田中晶子，磯さやか（著）：コーチングで保健指導が変わる！医学書院，2008．

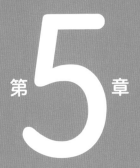

第**5**章 第 章

# 禁煙へのやる気を高める

この章では，健康行動理論の観点から，禁煙へのやる気を高める働きかけについて，症例を基に考えてみたいと思います．

## 症例提示

　症例は49歳の男性，会社員のPさんです．（身長170 cm，体重78 kg）

　Pさんは2型糖尿病で通院中です．現在，内服治療中で，HbA1cは7.8%です．

　20歳の頃からタバコを1日1箱吸っています．

## Meeting

**スタッフ**：Pさん，調子はどうですか．

**Pさん**　：特に変わりなく，やっています．

**スタッフ**：今日は，タバコの件で少しお話をさせてもらいたいと思うのですが．

**Pさん**　：はい…．

**スタッフ**：Pさんは1日1箱タバコを吸われているとのことですが，タバコについては，どのようなお考えをお持ちですか．

**Pさん**　：まあ，タバコが身体によくないことは分かりますが，もう30年近く吸っていますし，止めようという気持ちはありません．また，今さら止めても，もう遅い気がします．

**スタッフ**：そうですか．ところで，Pさんは，今までに禁煙にチャレンジしたことはありますか．

**Pさん**　：何回かチャレンジしましたが，全部失敗しました．禁煙中のイライラや吸いたいという欲求に勝てず，長く続かないんです．そもそも，私には禁煙は無理だと思います．

**スタッフ**：何回かチャレンジはされたんですね．ご家族の方は，何か言っていますか．

**Pさん**　：妻は，以前は「健康のために，禁煙した方がいい」とよく言っていましたが，最近はあまり言わなくなりました．

## 症例の考え方

　前章と同じように，禁煙について，Ｐさんの考えや状況を評価します．そして，Ｐさんの禁煙へのやる気を高めるために，どう働きかけたらよいかを見ていきましょう．

### 「よい自信，まずい妨げ，ストレスに，サポート受けて，努力のステージ」

に従って，禁煙に対するＰさんの考えや状況について，Ｐさんの言葉から評価していきます．

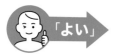 「よい」　「そうすることをよいことだと思っているか」

Ｐさんの言葉：今さら止めても，もう遅い気がします

　このＰさんの言葉から，Ｐさんは，30年近くタバコを吸っているので，今さら禁煙しても，すでにタバコの悪影響が身体に生じていて，健康状態が回復しないのではと思っているようです．

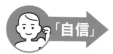 「自信」　「それをうまくやる自信があるか」

Ｐさんの言葉：私には禁煙は無理だと思います

　このＰさんの言葉から，Ｐさんは，禁煙をうまく行う自信はないと考えられます．

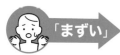 「まずい」　「このままではまずいと思っているか」

Ｐさんの言葉：タバコが身体によくないことは分かりますが

　このＰさんの言葉から，Ｐさんは，このままではまずいという気持ちを，ある程度は持っていると考えられます．

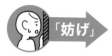 「妨げ」　「健康行動を行ううえでの妨げが少ないか」

Ｐさんの言葉：禁煙中のイライラや吸いたいという欲求に勝てず

このPさんの言葉から，Pさんは禁煙を行ううえで，禁煙中のイライラや吸いたいという欲求が，妨げになっていると考えられます.

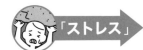 「何がストレッサーになっていて，それをどう考え，どう対処しているか」

会話からは，Pさんの喫煙について，ストレスの直接的な関与は不明です.

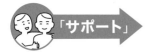 「周りからサポートを受けられそうか」

Pさんの言葉：妻は，以前は「健康のために，禁煙した方がいい」とよく言っていましたが，最近はあまり言わなくなりました

このPさんの言葉から，もしもPさんが禁煙を始めたら，妻からのサポートが得られる可能性はあると考えられます.

 「健康は自分の努力で決まると思っているか」

会話からは，Pさんが，健康は自分の努力によって決まると思っているかどうか，はっきりしたことは分かりません.

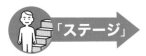 「変化のステージのどのステージにいるか」

Pさんの言葉：止めようという気持ちはありません

このPさんの言葉から，Pさんは，禁煙に関して無関心期にいると考えられます.


## 症例への働きかけ

ここまで，禁煙に対するPさんの考えや状況について，

**「よい自信，まずい妨げ，ストレスに，サポート受けて，努力のステージ」**

というフレーズに基づいて，評価してきました.
　これらの評価を全体的に分かりやすくまとめて，どのように働きかければよいかを考えたいと思います. そのために，Pさんの考えや状況から判断して，Pさんがこのフレーズの各項目をどれぐらい満たしているか，以下の要領で評価したいと思います.

| 十分満たしていると思われるもの | → | ○ |
| まあまあ満たしていると思われるもの | → | △ |
| 満たしていないと思われるもの | → | × |

| | | | | | |
|---|---|---|---|---|---|
| よい | × | 自信 | × | まずい | △ |
| 妨げ | × | ストレス | 不明 | サポート | △ |
| 努力 | 不明 | ステージ | 無関心期 | | |

　以上の結果から，P さんの禁煙へのやる気を高める働きかけを考えていきたいと思います．基本的には，上の評価で×がついた項目を中心に働きかけるようにします．それぞれについての具体的な働きかけの方法を，以下に示します．

### 「よい」の×について：

　P さんは，30 年近くタバコを吸っているので，今さら禁煙しても，すでにタバコの悪影響が身体に生じていて，健康状態が回復しないのではと思っているようです．

　P さんに，禁煙することをよいことだと思ってもらうために，長年タバコを吸っていても，禁煙するのに遅すぎることはなく，次のようなメリットがあることを伝えるようにします[1]．

・禁煙後 24 時間で，心臓発作の可能性が少なくなる
・禁煙後 1〜9 カ月で，咳が改善する，スタミナが戻る，風邪やインフルエンザなどの感染症にかかりにくくなる
・禁煙後 1 年で，肺の働きが改善する
・禁煙後 2〜4 年で，虚血性心疾患や脳梗塞のリスクが約 3 分の 1 減少する
・禁煙後 5〜9 年で，肺がんのリスクが明らかに低下する
・禁煙後 10〜15 年で，さまざまな病気になるリスクが，非喫煙者のレベルまで近づく

## 「自信」の×について：

　Ｐさんは，過去の失敗経験から，禁煙をうまく行う自信が持てていない状況です．

　Ｐさんの禁煙に対する自信（「自己効力感」）を高める働きかけについて，自己効力感の4つの情報源に基づいて，考えてみたいと思います．

### ① 自己の成功経験：

　Ｐさんは，今まで禁煙に何度もチャレンジしましたが，全て失敗しています．それらの失敗の中で，一番長く禁煙できたときは，何日ぐらいできたのかを尋ねます．そして，何日間は禁煙できていたんだと，ポジティブにとらえてもらうようにします．

### ② 代理的経験：

　Ｐさんと同じように，何度も禁煙に失敗していた人が，きちんとした準備と工夫，治療によって，禁煙に成功した事例を紹介するようにします．

### ③ 言語的説得：

　Ｐさんでも，十分な準備と工夫，治療によって，禁煙を長く続けられる可能性があることを伝えます．

### ④ 生理的・情動的状態：

　禁煙に成功する前の段階の生理的・情動的状態の変化は，禁煙に対する自信を高めるとは考えにくいので，この情報源については省略したいと思います．


## 「妨げ」の×について：

　Ｐさんが禁煙をするうえで妨げになっていることは，禁煙中のイライラや吸いたいという欲求です．

　この妨げを減らすために，Ｐさんに次のことを勧めるようにします．

※禁煙中のイライラに対し[2]：

・深呼吸をする／水やお茶を飲む／軽い運動をする(散歩や体操など)／リラクセーション法を身につける／ニコチン代替療法の利用（ニコチンガム，ニコチンパッチ）

※吸いたいという欲求に対し[2]：

・行動パターン変更法：喫煙と結びついている行動パターンを変える（例：食後，早めに席を立つ，コーヒーやアルコールを控える）

・環境改善法：喫煙のきっかけとなる環境を改善する（例：タバコやライター，灰皿を身

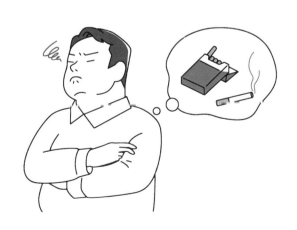

近に置かない）

・**代償行動法**：喫煙の代わりに他の行動をする（例：水やお茶を飲む，糖分の少ないあめやガムを食べる，軽い運動をする）

## 「ステージ」の無関心期について：

　禁煙について無関心期にいると考えられるPさんへの働きかけとしては，「意識の高揚」，「感情的経験」，「環境の再評価」が勧められます．

### 意識の高揚：

　Pさんに以下のことを伝え，現状への問題意識と，その解決方法への意識を高めるようにします．

① タバコを吸い続けるとなぜ問題なのか

② 禁煙をサポートするいろいろな方法があること（例：ニコチン代替療法や飲み薬）

### 感情的経験：

　Pさんに以下のことを伝え，Pさんの感情面に訴えるようにします．

① タバコを吸い続けると，いろいろな病気になりやすいこと

② タバコによって病気になると，どれだけ重大な結果を招くかということ

③ 禁煙すれば，病気になるリスクも減って安心できること

### 環境の再評価：

　Pさんに以下のことを伝え，周りへの影響を考えてもらうようにします．

① タバコを吸い続けて病気になった場合に，家族に与える影響

② 禁煙することによって病気になるリスクが減った場合に，家族に与える影響

### ■文　献

1）中村正和：禁煙の効果．厚生労働省，e-ヘルスネット．
　　https://www.e-healthnet.mhlw.go.jp/information/tobacco/t-08-001.html

2）公益財団法人　健康・体力づくり事業財団：最新タバコ情報．
　　https://www.health-net.or.jp/tobacco/kinnen/kinen04.html

## Column　すぐに得られるメリットも伝える

　人が，ある行動へのやる気になるかどうかは，その行動によって将来的に得られるメリットよりも，すぐに得られるメリットの影響を大きく受けると言われています.

　例えば，対象者に禁煙を勧める場合に，禁煙のメリットとして，将来的に肺がんなどの病気になりにくくなることを伝えたとします.

　しかし，対象者からすると，将来的に得られるメリットを示されても，なかなか実感が湧かず，「やる気」になりにくい場合もあります.

　そのような場合は，禁煙することですぐに得られるメリットとして，服にタバコの臭いがつかなくなることや，口臭がなくなることなども伝えるようにします.

■文　献
・The Behavioural Insights Team：EAST：four simple ways to apply behavioural insights. 2014.

「否定質問」と「肯定質問」

行動変容を促す面接では，対象者の考えを引き出すために質問をします．そのような質問の種類には，以下のような「否定質問」と「肯定質問」があります[a]．

① 「否定質問」

「否定質問」とは，否定的な言葉を含む質問のことです．

　例）「なぜ，やる気がないのですか？」

　　　「なぜ，〜しないのですか？」

特に，「なぜ」で始まる「否定質問」をされると，人は，「責められている」という気持ちになりやすく，答えも言い訳が多くなったり，否定的な方向に向かいがちです．

② 「肯定質問」

「肯定質問」とは，肯定的な言葉を含む質問のことです．

　例）「運動の中で，何が一番取り組みやすいですか？」

　　　「どうすれば禁煙を続けられると思いますか？」

「肯定質問」をされると，人は，気持ちも前向きになり，いろいろなアイデアが出てくることがあります．

以上より，「否定質問」は，次のように，できるだけ「肯定質問」に言い換えることが勧められます[b]．

　例）「なぜ，できないのですか？」【否定質問】

　　　　　　　↓

　　　「どうすればできるようになると思いますか？」【肯定質問】

「否定質問」から「肯定質問」への完全な言い換えが難しい場合は，次のように言い換えることが勧められます[b]．

　例）「なぜ〜しないのですか？」　　　「なぜ〜できなかったのですか」

　　　　　　↓　　　　　　　　　　　　　　　　↓

　　　「〜しない理由は何ですか？」　　「〜できなかった原因は何ですか？」

「なぜ？」という言葉には，相手の責任を追及するニュアンスがありますが，「何？」にはそのようなニュアンスはなく，問題を客観的にとらえられるようになるからです[c]．

■文　献

a) 柳澤厚生（編著），鱸　伸子，田中晶子，磯さやか（著）：コーチングで保健指導が変わる！医学書院，2008.

b) 奥田弘美，本山雅英：メディカル・サポート・コーチング入門．（株）日本医療情報センター，2003.

c) 鈴木義幸：新　コーチングが人を活かす．ディスカヴァー・トゥエンティワン，2020.

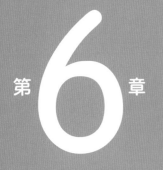

第**6**章

# 手技へのやる気を高める

　この章では，健康行動理論の観点から，治療やセルフケアの手技へのやる気を高める働きかけについて，症例を基に考えてみたいと思います．

## 症例提示 ┈┈┈┈┈┈┈┈┈┈┈┈┈┈┈┈┈┈┈┈┈┈

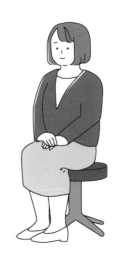

　症例は42歳の女性，会社員のＱさんです．（身長156cm，体重54 kg）
Ｑさんは2型糖尿病で通院中です．現在内服治療中ですが，HbA1cが9.2％とコントロール不良です．

## Meeting

**スタッフ**：Ｑさん，どうぞ．

**Ｑさん**　：いつもお世話になります．

**スタッフ**：Ｑさん，調子はどうですか．

**Ｑさん**　：いつも通り，特に変わりはありませんが，今日の血糖値はどうでしたか．

**スタッフ**：今日は空腹時血糖値が172で，HbA1cが9.2％です．

**Ｑさん**　：やっぱり高いですねえ．どうしてかしら．食事や運動にも気をつけているんですが．

**スタッフ**：そうですねえ．Ｑさんの場合には，膵臓からのインスリンの出方が弱くなっているのかもしれませんね．

**Ｑさん**　：どうしたらいいんでしょう．

**スタッフ**：Ｑさんは食事や運動もきちんとされているのに，血糖値がなかなかよくなりませんので，やはり前回もお勧めしたように，インスリン注射をされた方がよいと思うのですが．

**Ｑさん**　：やっぱりインスリン注射を始めなくていけないんですか．なんとかインスリンだけは勘弁してもらえないでしょうか

**スタッフ**：そうですか．でも，このまま血糖値が高い状態が続くと，いろいろな合併症が起こる可能性が高くなりますので，やはりインスリンを始められた方がいいと思いますよ．

**Ｑさん**　：確かに，糖尿病で眼が見えづらくなったり，透析にでもなったら大変ですが，私の場合はまだ大丈夫ですよねえ．それに，インスリンを始めたら必ず糖尿が

よくなるというわけでもないでしょう．毎日注射をして痛い思いをしなければならないと考えただけで，ゾッとします．それに，インスリン注射なんてそんな難しいこと，私には絶対無理です．

スタッフ：ご家族の方は，インスリン注射について何とおっしゃっていますか．

Ｑさん　：夫は，「糖尿病がよくなるんだったら，インスリン注射を始めた方がいいんじゃないのか．自分にできることがあれば，協力するから」と言ってくれていますが…．

## 症例の考え方

前章と同じように，糖尿病の治療としてのインスリン注射について，Ｑさんの考えや状況を評価します．そして，Ｑさんのインスリン注射へのやる気を高めるために，どう働きかけたらよいかを見ていきましょう．

### 「よい自信，まずい妨げ，ストレスに，サポート受けて，努力のステージ」

に従って，インスリン注射に対するＱさんの考えや状況について，Ｑさんの言葉から評価していきます．

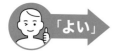 「よい」 「そうすることをよいことだと思っているか」

Ｑさんの言葉：それに，インスリンを始めたら必ず糖尿がよくなるというわけでもないでしょう

このＱさんの言葉から，Ｑさんは，インスリン注射を始めても，必ずしも血糖コントロールが改善するとは思っていないようです．

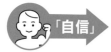 「自信」 「それをうまくやる自信があるか」

Ｑさんの言葉：それに，インスリン注射なんてそんな難しいこと，私には絶対無理です

このＱさんの言葉から，Ｑさんはインスリン注射をすることには自信がないようです．

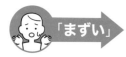 「まずい」 「このままではまずいと思っているか」

Qさんの言葉：確かに，糖尿病で眼が見えづらくなったり，透析にでもなったら大変
ですが，私の場合はまだ大丈夫ですよねえ

このQさんの言葉から，Qさんは糖尿病の合併症が出たら大変だと思っていますが，自分がそうなるとはあまり思っていないようです．

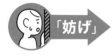 **「妨げ」** 「健康行動を行ううえでの妨げが少ないか」

Qさんの言葉：毎日注射をして痛い思いをしなければならないと考えただけで，ゾッとします

このQさんの言葉から，Qさんはインスリン注射をするうえで，毎日痛い思いをしなくてはいけなくなることが，妨げになっていると考えられます．

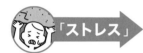 **「ストレス」** 「何がストレッサーになっていて，それをどう考え，どう対処しているか」

Qさんがインスリン注射を始めることに関しては，会話からは，何らかのストレスが直接関係しているとは考えにくいので，ここでは省略したいと思います．

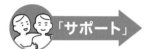 **「サポート」** 「周りからサポートを受けられそうか」

Qさんの言葉：夫は，「糖尿病がよくなるんだったら，インスリン
注射を始めた方がいいんじゃないのか．自分にで
きることがあれば，協力するから」と言ってくれ
ていますが…

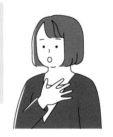

このQさんの言葉から，Qさんがインスリン注射をすることに関
して，夫からサポートを受けられそうだと思われます．

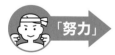 **「努力」** 「健康は自分の努力で決まると思っているか」

Qさんが，健康は自分の努力によって決まると思っているのかについては，会話からは，はっきりしたことは分かりません．

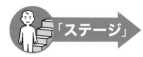 **「ステージ」** 「変化のステージのどのステージにいるか」

Qさんの言葉：なんとかインスリンだけは勘弁してもらえないでしょうか

　このQさんの言葉から，Qさんはインスリン注射を始めることについて，無関心期にいると考えられます．

## 症例への働きかけ

　ここまで，インスリン注射をすることに対するQさんの考えや状況について，

**「よい自信，まずい妨げ，ストレスに，サポート受けて，努力のステージ」**

というフレーズに基づいて評価してきました．
　これらの評価を全体的に分かりやすくまとめて，どのように働きかければよいかを考えたいと思います．そのために，Qさんの考えや状況から判断して，Qさんがこのフレーズの各項目をどれぐらい満たしているか，以下の要領で評価したいと思います．

| 十分満たしていると思われるもの | → | ○ |
| まあまあ満たしていると思われるもの | → | △ |
| 満たしていないと思われるもの | → | × |

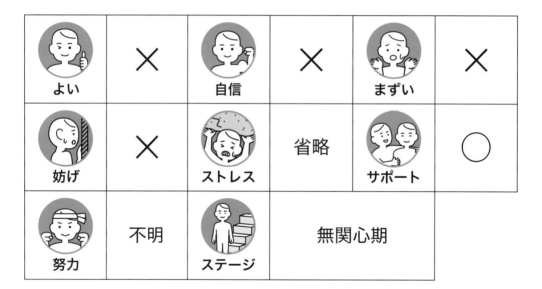

| | | | | | |
|---|---|---|---|---|---|
| よい | × | 自信 | × | まずい | × |
| 妨げ | × | ストレス | 省略 | サポート | ○ |
| 努力 | 不明 | ステージ | 無関心期 | | |

　以上の結果から，Qさんのインスリン注射へのやる気を高める働きかけを考えていきたいと思います．基本的には，上の評価で×がついた項目を中心に働きかけるようにします．それぞれについての具体的な働きかけの方法を，以下に示します．

## 「よい」の×について：

　Qさんは，インスリン注射を始めても，必ずしも糖尿病がよくなるとは思っていません．Qさんにインスリン注射をすることはよいことだと思ってもらうために，インスリン注射によって血糖値が改善した症例を，Qさんに紹介するのも一つの方法です．

## 「自信」の×について：

　Qさんは，インスリン注射を自分ですることには全く自信がない状態です．Qさんのインスリン注射に対する自信（「自己効力感」）を高める働きかけについて，自己効力感の4つの情報源に基づいて，考えてみたいと思います．

### ① 自己の成功経験：

　インスリン注射の手順をいくつかのパートに分けて，一つのパートの手技ができるようになるまで，何度も練習してもらいます．そして，そのパートの手技がある程度できるようになったら，次のパートの練習に進んでもらうようにします．

### ② 代理的経験：

　Qさんと同じような状況にあって，初めはインスリン注射に対して自信がなかったのに，今ではうまくできるようになった人の話をするようにします．

### ③ 言語的説得：

　Qさんでも，十分に練習をすれば，インスリン注射をうまくできるようになることを伝えます．

### ④ 生理的・情動的状態：

　インスリン注射を始める前の段階では，生理的・情動的状態の変化は認められませんので，この情報源については省略したいと思います．

## 「まずい」の×について：

　Qさんは糖尿病の合併症になったら大変だと思っていますが，自分がそうなる可能性については，「まだ大丈夫ですよねえ」と言っています．糖尿病のコントロールとしてHbA1cが9.2%というのは，決して良好であるとは言えません．このコントロール状態が長期間続けば，合併症が出る可能性が高くなると考えられますので，糖尿病のコントロール状態と合併症の発症のしやすさについて，詳しく説明するようにします．

## 「妨げ」の×について：

　Qさんがインスリン注射を始めることを妨げている要因として，毎日痛い思いをしなくてはいけないということが挙げられます．この妨げを減らすために，まず，Qさんが言う「痛い思い」という言葉に注目してみます．Qさんの頭の中では，注射は痛いという考えがあります．しかし，ここでいう注射は，インスリン注射ではなく，今までQさんが受けてきた注射を思い出していることに留意する必要があります．Qさんは，今までに何度も血液検査を受けています．そのときの針の痛みを思い出せば，誰でもあの痛みを毎日，場合によっては一日に何回も感じなければならないとしたら，とてもインスリン注射をやる気にならないのではないでしょうか．

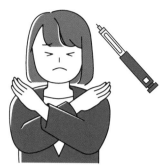

なんとかインスリンだけは
勘弁してもらえないでしょうか

　しかし，ご存じのように，インスリン注射器の針は，採血の際に使う針と比べて非常に細くなっています．

　そのため，Qさんに，採血のときに使う針とインスリン注射器の針を実際に見てもらって，その太さの違いを実感してもらうようにします．

### 「ステージ」の無関心期について：

　インスリン注射をすることについて，無関心期にいると思われるQさんへの働きかけとしては，「意識の高揚」，「感情的経験」，「環境の再評価」が勧められます．

**意識の高揚：**

　Qさんに以下のことを伝え，現状への問題意識と，その解決方法への意識を高めるようにします．

① 現在の糖尿病の状態が続くとなぜ問題なのか

② インスリン注射を始めることによって，糖尿病の改善が期待できること

**感情的経験：**

　Qさんに以下のことを伝え，Qさんの感情面に訴えるようにします．

① 現在の糖尿病の状態が続くと合併症になりやすいこと

② 糖尿病の合併症になると，どれだけ重大な結果を招くかということ

③ インスリン注射を始めて糖尿病が改善すれば，合併症のリスクも減って安心できること

**環境の再評価：**

　Qさんに以下のことを伝え，周りへの影響を考えてもらうようにします．

① 現在の糖尿病の状態が続いて合併症になった場合に，家族に与える影響

② インスリン注射を始めて合併症になるリスクが減った場合に，家族に与える影響

　以上，この章では，糖尿病の患者さんにインスリン注射を勧める場合を例にして示しましたが，いろいろな疾患の予防や治療，セルフケアとして，対象者に手技を勧める場合に，それらへのやる気を高める働きかけに応用していただければと思います．

## いつ，どこで，どれぐらいその行動を行うか，計画してもらう

　例えば，対象者が運動に対して「やる気」になり，毎日 30 分ウォーキングする計画を立てたとします．

　この計画が実際に行動に移され，運動を継続する可能性を高めるには，毎日 30 分ウォーキングするという漠然とした計画ではなく，いつ，どこで，どれぐらい運動をするか，計画することが勧められます．

例）朝 7 時に，家の周りを 30 分ウォーキングする．

　このように，いつ，どこで，どれぐらいその行動を行うかを計画することによって，その時間になったら，自動的に，計画通りにその行動を行うようにした方が，その行動を行う可能性が高まると言われています．

### ■文 献

・Goldwitzer PM：Implementation interventions：stronger effects of simple plans. American Psychologist 54（7）：493-503, 1999.

## 変えた行動を長続きさせる要因：満足感

　人が，変えた行動を長続きさせる要因として，「満足感」があります．

　マーケティングの分野では，「顧客満足」ということを重視します．その理由は，消費者が，ある商品を購入して「満足感」を覚えた場合，その商品を購入し続けてくれる可能性が高くなるからです．

　「満足感」は「期待と結果のバランスで決まる」と言われています．

　これは，「満足感」は，その商品を購入する前に持っていた期待と，購入した後で得られた結果を比べることによって決まるということです．

例）「期待≦結果」（期待以上の結果が得られた場合）：消費者は「満足感」を覚え，その商品を購入し続ける可能性が高くなる．

　「期待＞結果」（期待外れの場合）：消費者は「不満足感」を覚え，その商品を購入し続ける可能性は低くなる．

　この「満足感」の考えを健康行動に当てはめると，次のように言うことができます．

　「健康行動を行うことによって『満足感』を覚えた人は，その行動を続ける可能性が高くなる」

例）「ジョギングを1カ月続ければ，2kg減量できる」と期待して運動を始めた人がいたとします．
- 1カ月後に2kg以上減量できた場合：期待≦結果
  →その人は「満足感」を覚えて運動を続ける可能性が高くなる．
- 1カ月後に2kg以上減量できなかった場合：期待＞結果
  →その人は「不満足感」を覚えて運動を続ける可能性が低くなる．

　ここで重要なことは，対象者に「過剰な期待を抱かせない」ということです．

例）1カ月で5kgの減量を期待していた人が，1カ月で2kgしか減量できなかった場合：健康面からは十分な減量だとしても，この人にとっては期待外れの結果に感じられ，「不満足感」を覚えて健康行動を続ける可能性が低くなってしまう．

　そのため，健康行動を続けてもらうために「満足感」を覚えてもらうには，あらかじめ，対象者に現実的な範囲の期待を持ってもらうことが重要です．

■文　献
・フィリップ・コトラー（著），恩藏直人（監修），月谷真紀（訳）：コトラーのマーケティング・マネジメント 基本編．ピアソン・エデュケーション，2002．

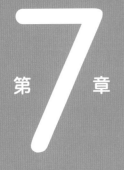

# 第7章 健康増進プログラムへの参加のやる気を高める

この章では，健康行動理論の観点から，健康増進プログラムへの参加のやる気を高める働きかけについて，症例を基に考えてみたいと思います．

## 症例提示 ··········································

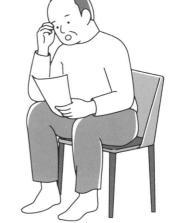

症例は52歳の男性，自営業のRさんです．（身長165 cm，体重70 kg）
妻と一緒に地域の住民健診を受けた結果，高血圧と脂質異常症を指摘され，保健センターでの生活習慣改善相談を受けることを勧める手紙が届きました．

## Meeting

妻　　　：あなた，この手紙，この前に受けた健診の結果じゃないの．

Rさん　：おお，そうかもしれないな．どれどれ．（封を開けて読みだす．）

妻　　　：私の結果は異常なしだったけれど，あなたはどうだったのかしらね．何にもなければいいんだけど…．

Rさん　：なんか血圧とコレステロールが高いって書いてあるなあ．

妻　　　：高いといってもどのぐらい高いのよ．

Rさん　：えーと，血圧が158の92で，LDLコレステロールは168となっているな．まあ，どこも痛いところもないし，別にたいしたことはないだろう．

妻　　　：そんなことないんじゃないの．血圧もほうっておくと怖いって言うわよ．この前もテレビでやっていたわ．脳卒中とか心筋梗塞になりやすいんですって．他に何か書いていないの．

Rさん　：保健センターで生活習慣改善相談を受けるようにとのことだ．

妻　　　：あなた，必ず行ってくださいよ．

Rさん　：いやあ，行って話を聞いてもあんまり変わらないしなあ．生活習慣を変えると言ったって，そうおいそれと変えられるもんじゃないだろう．それに，仕事が忙しいから時間を作るのも難しいし…．まあ，脳卒中とか心筋梗塞といっても，なるときにはなるんだよ．

妻　　　：そんなこと言ってないで必ず行ってくださいよ．

Rさん　　：そうは言ってもなあ．そうだ，おまえ，代わりに行って聞いてきてくれよ．

## 症例の考え方

前章と同じように，高血圧と脂質異常症に対する生活習慣改善相談について，Rさんの考えや状況を評価します．そして，Rさんの生活習慣改善相談を受けることへのやる気を高めるために，どう働きかけたらよいかを見ていきましょう．

### 「よい自信，まずい妨げ，ストレスに，サポート受けて，努力のステージ」

に従って，生活習慣改善相談を受けることに対するRさんの考えや状況について，Rさんの言葉から評価していきます．

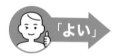「よい」　「そうすることをよいことだと思っているか」

> Rさんの言葉：いやあ，行って話を聞いてもあんまり変わらないしなあ

このRさんの言葉から，Rさんは生活習慣改善相談を受けても，生活習慣の変化にはつながらないと思っているようです．

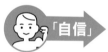「自信」　「それをうまくやる自信があるか」

> Rさんの言葉：生活習慣を変えると言ったって，そうおいそれと変えられるもんじゃないだろう

このRさんの言葉から，Rさんは生活習慣を変えることへの自信はあまりないようです．

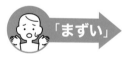「まずい」　「このままではまずいと思っているか」

> Rさんの言葉：まあ，どこも痛いところもないし，別にたいしたことはないだろう

このRさんの言葉から，Rさんは高血圧と脂質異常症に関して，このままではまずいという気持ちをあまり持っていないようです．

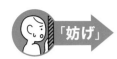 「妨げ」 → 「健康行動を行ううえでの妨げが少ないか」

Ｒさんの言葉：それに，仕事が忙しいから時間を作るのも難しいし…

　このＲさんの言葉から，Ｒさんは生活習慣改善相談を受けるうえで，そのための時間が取れないことが妨げになっていると考えられます．

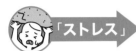 「ストレス」 → 「何がストレッサーになっていて，それをどう考え，どう対処しているか」

　生活習慣改善相談を受けることに関して，ストレスが直接関係しているとは考えにくいので，ここでは省略したいと思います．

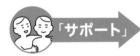 「サポート」 → 「周りからサポートを受けられそうか」

妻の言葉：そんなこと言ってないで必ず行ってくださいよ

　この妻の言葉から，Ｒさんは生活習慣改善相談を受けるうえで，妻から何らかのサポートを受けられそうだと考えられます．

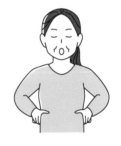

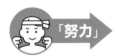 「努力」 → 「健康は自分の努力で決まると思っているか」

Ｒさんの言葉：まあ，脳卒中とか心筋梗塞といっても，なるときにはなるんだよ

　このＲさんの言葉から，Ｒさんは，健康は自分の努力によって左右されるとは，あまり考えていないようです．

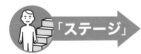 「ステージ」 → 「変化のステージのどのステージにいるか」

Ｒさんの言葉：そうは言ってもなあ，そうだ，おまえ，代わりに行って聞いてきてくれよ

　このＲさんの言葉から，Ｒさんは，生活習慣改善相談を受けることについて，無関心期にいると考えられます．

## 症例への働きかけ

　ここまで，生活習慣改善相談を受けることへのRさんの考えや状況について，

### 「よい自信，まずい妨げ，ストレスに，サポート受けて，努力のステージ」

というフレーズに基づいて評価してきました.

　これらの評価を全体的に分かりやすくまとめて，どのように働きかければよいかを考えたいと思います．そのために，Rさんの考えや状況から判断して，Rさんがこのフレーズの各項目をどれぐらい満たしているか，以下の要領で評価したいと思います.

| 十分満たしていると思われるもの | → ○ |
| まあまあ満たしていると思われるもの | → △ |
| 満たしていないと思われるもの | → × |

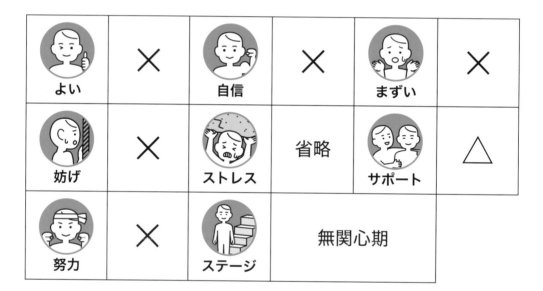

| よい | × | 自信 | × | まずい | × |
| 妨げ | × | ストレス | 省略 | サポート | △ |
| 努力 | × | ステージ | 無関心期 | | |

　以上の結果から，Rさんの生活習慣改善相談を受けることへのやる気を高める働きかけを考えていきたいと思います．基本的には，上の評価で×がついた項目を中心に働きかけるようにします．それぞれについての具体的な働きかけの方法を，以下に示します.

### 「よい」の×について：

　Rさんは，生活習慣改善相談を受けても，あまり変わらないんじゃないかと考えています．Rさんに相談を受けることはよいことだと思ってもらうために，例えば，生活習慣改善相談を勧める「お知らせ」に，次のようなことを記載するのも一つの方法です.

① 生活習慣改善相談を受けると，生活習慣が変わりやすくなり，高血圧や脂質異常症への効果が期待できること

② 高血圧や脂質異常症が改善すると，どういうメリットがあるかということ

### 「自信」の×について：

R さんは生活習慣を変えることへの自信が少ない状態にあります．R さんの生活習慣を変えることに対する自信（「自己効力感」）を高める働きかけについて，自己効力感の 4 つの情報源に基づいて，考えてみたいと思います．

#### ① 自己の成功経験：

生活習慣を急に大きく変えることは難しいので，できる範囲で小さな目標を立て，それを達成することが大事であると，「お知らせ」に記載するようにします．

#### ② 代理的経験：

生活習慣を変えることができた方の体験談を，「お知らせ」に記載するのも一つの方法です．

#### ③ 言語的説得：

「生活習慣は変えられます」というメッセージを「お知らせ」に記載するようにします．

#### ④ 生理的・情動的状態：

生活習慣を変える前の段階では，生理的・情動的状態の変化は認められませんので，この情報源については省略したいと思います．

### 「まずい」の×について：

R さんは高血圧と脂質異常症について，症状がないので別にたいしたことはないだろうとあまり脅威を感じていません．しかし，高血圧や脂質異常症をそのまま放置しておくと，いろいろな合併症を起こす危険性があることを，「お知らせ」に記載する必要があります．

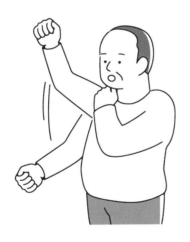

まあ，どこも痛いところも
ないし，別にたいしたことは
ないだろう

### 「妨げ」の×について：

R さんが生活習慣改善相談を受けるうえで妨げになっていることとして，一つには時間がないことが挙げられます．それについては，1 年 365 日のうちのわずかな時間を相談のために割けないでしょうか，というメッセージを「お知らせ」に記載するのも一つの方法です．

### 「努力」の×について：

　Rさんは，脳卒中や心筋梗塞にはなるときにはなるんだと，あまり自分の努力によってそれらになる可能性を減らせるとは考えていないようです．

　それに対しては，「あなたの行動によって脳卒中や心筋梗塞になる可能性を減らすことができる」というメッセージを「お知らせ」に記載するようにします．

### 「ステージ」の無関心期について：

　生活習慣改善相談を受けることについて，無関心期にいると考えられるRさんへの働きかけとしては，「意識の高揚」，「感情的経験」，「環境の再評価」が勧められます．

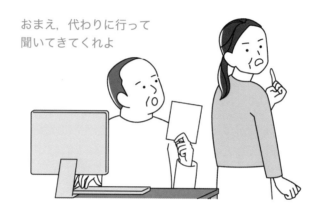

おまえ，代わりに行って
聞いてきてくれよ

**意識の高揚：**

　「お知らせ」に以下のような内容を載せることによって，現状への問題意識と，その解決方法への意識を高めるようにします．
① 高血圧や脂質異常症の状態が続くと，なぜ問題なのか
② 生活習慣改善相談を受けると，どのような効果が期待できるのか

**感情的経験：**

　「お知らせ」に以下のような内容を載せることによって，Rさんの感情面に訴えるようにします．
① 高血圧や脂質異常症によって脳卒中や心筋梗塞になりやすいこと
② 脳卒中や心筋梗塞になると，どれだけ重大な結果を招くかということ
③ 生活習慣改善相談を受けて生活習慣を変えると，脳卒中や心筋梗塞になるリスクが減り，安心できること

**環境の再評価：**

　「お知らせ」に以下のような内容を載せることによって，Rさんに家族への影響を考えてもらうようにします．
① 現在の高血圧と脂質異常症の状態が続いて脳卒中や心筋梗塞になった場合に，家族に与える影響
② 生活習慣改善相談を受けて生活習慣を変えることによって，脳卒中や心筋梗塞になるリスクが減ることで家族に与える影響

「失いたくない」という心理

　ナッジ理論の提唱者であるセイラーらは,「人には,自分が持っているものを失うことを嫌い,そのため,何かを失う可能性のある行動を避ける傾向がある」と述べています(これを「損失回避性」といいます).

　また,あるものを失うときの"痛み"は,それと同じものを得るときの"喜び"の二倍に達するとも述べています.

　この心理は,対象者に健康行動への「やる気」を高めたり,健康行動を続ける可能性を高めることに応用できます.

例)喫煙者に禁煙を勧める場合:
　喫煙を続けていると,よい健康状態を失ったり,金銭的に損失が大きいことを伝える.
例)運動を習慣的に行っている人に,運動を継続してもらうように勧める場合:
　運動を中断してしまうと,運動によって得られていたメリットが失われてしまうことを伝える.

■文 献
・リチャード・セイラー,キャス・サンスティーン(著),遠藤真美(訳):実践 行動経済学—健康,富,幸福への聡明な選択.日経BP社,2009.

## 「やる気」を引き出す面接で持つべき「4つの心構え」

「動機づけ面接」の開発者であるミラーとロルニックは，「動機づけ面接」で持つべき「4つの心構え」として，以下のことを挙げています．

**(1) 協力，(2) 受容，(3) 思いやり，(4) 引き出す**

### (1) 協力

「協力」とは，スタッフと対象者が力を合わせるということです．

「協力」が必要な理由は，スタッフから一方通行的に情報や助言を伝えるだけでは，対象者が行動変容への「やる気」にはなりにくいと考えられるからです．

### (2) 受容

「受容」とは，対象者のことを受け入れることです．

「受容」の内容として，次の4つが挙げられます．

① 敬意を持って接する，② 決める権利を尊重する，③ 相手目線で理解する，④ よい点を見つけて伝える

「受容」が必要な理由は，敬意が払われず，自分の考えや権利が尊重されず，自分の悪い点ばかり指摘されるような面接は，誰も受けたいと思わないからです．

### (3) 思いやり

「思いやり」とは，対象者の幸せを願い，対象者のニーズを満たすことを優先することです．

「思いやり」が必要な理由は，対象者ではなく，スタッフのニーズを満たすことを優先してしまうと，面接本来の目的から外れてしまうからです．

### (4) 引き出す

「引き出す」とは，対象者が持っている，行動変容に必要な「動機」と「資源」を引き出すことです．

「引き出す」が必要な理由は，行動変容に必要な「動機」と「資源」のほとんどは，すでに対象者が持っていると考えるからです．

### ■文 献

・William R. Miller, Stephen Rollnick（著），原井宏明，岡嶋美代，山田英治，黒澤麻美（訳）：動機づけ面接（第3版）．星和書店，2019．

第**8**章　まとめ

## 前章までの要約

　前章までは，対象者の健康行動へのやる気とアドヒアランスを高めるための具体的な方法を，症例を基に説明をしてきました．

　それらをまとめると次のようになります．

① 健康行動を行うことに対する対象者の考えや状況を，
　　**「よい自信，まずい妨げ，ストレスに，サポート受けて，努力のステージ」**
　　というフレーズに基づいて評価する．
② その結果に応じて働きかけをする．

　フレーズのそれぞれの意味と働きかけは，以下の通りです．

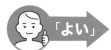「よい」　「そうすることをよいことだと思っているか」

**働きかけ**：その行動を行うと，自分が価値を置く結果につながると思ってもらうように
　　　　　　働きかける．

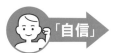「自信」　「それをうまくやる自信があるか」

**働きかけ**：自信（自己効力感）の4つの情報源である「自己の成功経験」，「代理的経
　　　　　　験」，「言語的説得」，「生理的・情動的状態」を基に働きかける．

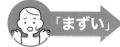「まずい」　「このままではまずいと思っているか」

**働きかけ**：現在の状態が続くとまずいという「脅威」をある程度感じてもらうために，
　　　　　　健康信念モデルの「罹患性」と「重大性」の面から働きかける．

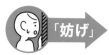 「妨げ」　　「健康行動を行ううえでの妨げが少ないか」

働きかけ：対象者にとって健康行動を行ううえで妨げになっていることを明らかにし，
　　　　　それを減らすように働きかける．

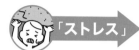 「ストレス」　「何がストレッサーになっていて，それをどう考え，
　　　　　　　　どう対処しているか」

働きかけ：対象者のストレッサーへの考え方とコーピングの方法に対して，健康によい
　　　　　方向に向かうように働きかける．

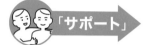 「サポート」　「周りからサポートを受けられそうか」

働きかけ：対象者が健康行動を行ううえで，周りからのサポートが受けられるように働
　　　　　きかける．

 「努力」　　「健康は自分の努力で決まると思っているか」

働きかけ：健康状態というものは運だけで決まるものではなく，対象者の努力によって
　　　　　左右される部分がかなりあることを，その都度説明していく．

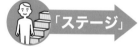 「ステージ」　「変化のステージのどのステージにいるか」

働きかけ：健康行動を行うことに関する対象者のステージを明らかにし，以下のよう
　　　　　に，ステージに合わせた働きかけをする．
　　　　　【無関心期】の人に対して：「意識の高揚」，「感情的経験」，「環境の再評価」
　　　　　【関心期】の人に対して：「自己の再評価」
　　　　　【準備期】の人に対して：「コミットメント」
　　　　　【行動期】と【維持期】の人に対して：
　　　　　　　　「行動置換」，「援助関係の利用」，「強化マネジメント」，「刺激の統制」

　ところで，対象者の考えや状況を評価するために用いた以下の方法について，ここでも
う少し考えてみたいと思います．

| 十分満たしていると思われるもの | → | ○ |
|---|---|---|
| まあまあ満たしていると思われるもの | → | △ |
| 満たしていないと思われるもの | → | × |

　この評価はあくまでも主観的なものなので，スタッフの間で評価に食い違いが出てくる
ことは容易に想像できます．そのスタッフ間の評価の食い違いについて話し合うことで，

対象者を把握するためのディスカッションが深まるという側面もあると思います．しかし，ここでは，もう少し違った方向からのアプローチの方法を提示したいと思います．

　それは，対象者が健康行動を行うことについてどう思っているかを，対象者自身に点数で答えてもらうというものです．具体的には，次のページのようなチェックシートを用いることになります．

　チェックシートの項目は，

**「よい自信，まずい妨げ，ストレスに，サポート受けて，努力のステージ」**

のフレーズに沿ったものとなっています．

## ■ 健康行動の変容に関するチェックシート ■
### (対象者に運動を勧める場合)

以下の質問にお答えください．
回答は迷わずに，できるだけ思ったままにお答えください．

(1) あなたの運動の状況についておうかがいします．
　　当てはまる番号に一つ○をつけてください．
　　ここでいう運動とは，速歩き，自転車こぎ，ジョギング，水泳，エアロ
　ビクスなどの活動を言います．あなたは1日20分以上，週3日以上運
　動を行っていますか．

　　【1】いいえ，しかも半年以内に始めようとは考えていません．
　　【2】いいえ，しかし半年以内に始めようと考えています．
　　【3】いいえ，しかし1カ月以内に始めようと考えています．
　　【4】はい，半年未満続けています．
　　【5】はい，半年以上続けています．

(2) あなたは定期的に運動を行うことはよいことだと思いますか．
　　『全くそう思わない』を0，『非常にそう思う』を10とすると，あなたの
　　現在の気持ちに当てはまる数字に○をつけてください．

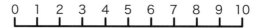

(3) あなたは定期的に運動を行っていく自信がありますか．
　　『全く自信がない』を0，『非常に自信がある』を10とすると，あなたの
　　現在の気持ちに当てはまる数字に○をつけてください．

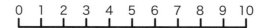

(4) あなたは，現在の状態が今後も続くと健康面でまずいと思いますか．
　　『全くそう思わない』を0，『非常にそう思う』を10とすると，あなたの
　　現在の気持ちに当てはまる数字に○をつけてください．

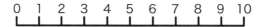

(5) あなたが定期的に運動を行ううえで妨げになっていることは何ですか.

（枠）

(6) あなたは日常生活でストレスを感じていますか.
『全く感じていない』を0，『非常に感じている』を10とすると，あなたの現在の気持ちに当てはまる数字に○をつけてください.

0　1　2　3　4　5　6　7　8　9　10

全く感じていない　　　　　　　　　　　　　　　非常に感じている

(7) あなたのストレスのもとは何ですか.

（枠）

(8) あなたは，そのストレスのもとに対してどのように対処していますか.

（枠）

(9) あなたが定期的に運動を行ううえで，協力をしてくれそうな人はいますか.
当てはまる番号に○をつけてください.

【1】はい　　【2】いいえ

(10) 上の質問で協力してくれそうな人がいると答えた方は，具体的にそれは誰ですか.

（枠）

(11) 健康状態は自分の行動や努力によって決まると思いますか.
『全くそう思わない』を0，『非常にそう思う』を10とすると，あなたの現在の気持ちに当てはまる数字に○をつけてください.

0　1　2　3　4　5　6　7　8　9　10

全くそう思わない　　　　　　　　　　　　　　　非常にそう思う

それでは，このチェックシートを使用して，実際の症例を考えてみたいと思います．

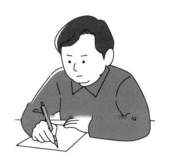

## 症例提示 ......................................

症例は46歳の男性，会社員のSさんです．（身長167
cm，体重82 kg）

会社の健診で肥満と高血圧（156/92 mmHg）を指
摘されました．生活習慣改善指導を受けに来たSさんの
チェックシートの結果は，以下の通りです．

## Answer

### ■ 健康行動の変容に関するチェックシート ■
(対象者に運動を勧める場合)

以下の質問にお答えください．
回答は迷わずに，できるだけ思ったままにお答えください．

(1) あなたの運動の状況についておうかがいします．
　　当てはまる番号に一つ○をつけてください．
　　ここでいう運動とは，速歩き，自転車こぎ，ジョギング，水泳，エアロ
　　ビクスなどの活動を言います．あなたは1日20分以上，週3日以上運
　　動を行っていますか．

　　【1】いいえ，しかも半年以内に始めようとは考えていません．
　　【2】いいえ，しかし半年以内に始めようと考えています．
　　【3】いいえ，しかし1カ月以内に始めようと考えています．
　　【4】はい，半年未満続けています．
　　【5】はい，半年以上続けています．

(2) あなたは定期的に運動を行うことはよいことだと思いますか．
　　『全くそう思わない』を0，『非常にそう思う』を10とすると，あなたの
　　現在の気持ちに当てはまる数字に○をつけてください．

　　　　　0　1　2　3　④　5　6　7　8　9　10
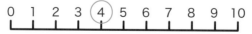
　　全くそう思わない　　　　　　　　　　　　　　　　非常にそう思う

(3) あなたは定期的に運動を行っていく自信がありますか.
『全く自信がない』を0,『非常に自信がある』を10とすると, あなたの
現在の気持ちに当てはまる数字に○をつけてください.

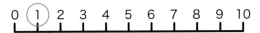

全く自信がない　　　　　　　　　　　　　　　　　　　非常に自信がある

(4) あなたは, 現在の状態が今後も続くと健康面でまずいと思いますか.
『全くそう思わない』を0,『非常にそう思う』を10とすると, あなたの
現在の気持ちに当てはまる数字に○をつけてください.

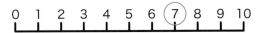

全くそう思わない　　　　　　　　　　　　　　　　　　非常にそう思う

(5) あなたが定期的に運動を行ううえで妨げになっていることは何ですか.

> 平日は定期的に運動する時間が取れない.

(6) あなたは日常生活でストレスを感じていますか.
『全く感じていない』を0,『非常に感じている』を10とすると, あなた
の現在の気持ちに当てはまる数字に○をつけてください.

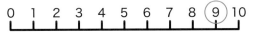

全く感じていない　　　　　　　　　　　　　　　　　　非常に感じている

(7) あなたのストレスのもとは何ですか.

> 仕事上のプレッシャー

(8) あなたは, そのストレスのもとに対してどのように対処していますか.

> アルコールを飲む.

(9) あなたが定期的に運動を行ううえで, 協力をしてくれそうな人はいますか.
当てはまる番号に○をつけてください.

【1】はい　【2】いいえ

(10) 上の質問で協力してくれそうな人がいると答えた方は，具体的にそれは誰ですか．

> 妻

(11) 健康状態は自分の行動や努力によって決まると思いますか．
『全くそう思わない』を0，『非常にそう思う』を10とすると，あなたの現在の気持ちに当てはまる数字に○をつけてください．

0　1　2　3　4　5　6　7　⑧　9　10

全くそう思わない ⎯⎯⎯⎯⎯⎯⎯⎯⎯⎯⎯⎯⎯ 非常にそう思う

## 症例の考え方

チェックシートの結果から，定期的に運動することに関するSさんの考えを，

**「よい自信，まずい妨げ，ストレスに，サポート受けて，努力のステージ」**

に沿って表すと，以下のようになります．

 「よい」：4点

 「自信」：1点

 「まずい」（現在の状態が続くと）：7点

 「妨げ」：平日に定期的に運動する時間が取れない．

「ストレス」（日常のストレスの度合いと対処の方法）：9点.
仕事上のプレッシャーに対してアルコールを飲む.

「サポート」：妻からの協力は得られそうである.

「努力」：8点

「ステージ」：無関心期

## 症例への働きかけ

　以上の結果から，Ｓさんの定期的に運動をすることへのやる気を高める働きかけを考え
ていきたいと思います.

　基本的には，チェックシートの項目で点数の低かった項目や，働きかけの余地があると
思われる項目を中心に，働きかけるようにします.

　この考え方に従うと，Ｓさんへの働きかけのポイントは，次のようにまとめられます.

1）運動をすることはよいことだと思ってもらう
2）定期的に運動をすることへの自信を高める
3）運動をするうえでの妨げを減らす
4）ストレスとうまく付き合ってもらう
5）妻からのサポートを活用してもらう
6）ステージに合わせた働きかけを行う

　以下に，それぞれについて詳しく説明します.

### 1）運動をすることはよいことだと思ってもらう

　Ｓさんに運動をすることをよいことだと思ってもらうには，運動をすると，Ｓさんが価
値を置く結果につながると思ってもらう必要があります.

　具体的な働きかけとしては，Ｓさんに次の2点を伝えるようにします.

① 運動をすると，肥満と高血圧の改善が期待できること

② 肥満と高血圧が改善すると，合併症のリスクが減ること

### 2) 定期的に運動をする自信を高める

　Sさんに，定期的に運動をすることへの自信を高めるために，自己効力感の以下の4つの情報源に基づいて働きかけるようにします．

#### ① 自己の成功経験：

　例えば，1日10分でもいいので，Sさんが少し頑張れば達成できそうな目標を立ててもらい，それを達成してもらうようにします．目標が達成できて自信が芽生えたら，少しずつ目標を上げていくことも可能になります．

#### ② 代理的経験：

　Sさんと同性，同年代で，同じような状況にあった方が，運動を習慣的に行えるようになった例を示すようにします．

#### ③ 言語的説得：

　Sさんが立てた運動の行動目標に対し，その目標なら，少し頑張ればクリアできるのではないかと伝えます．

#### ④ 生理的・情動的状態：

　運動を始める前の段階では，生理的・情動的状態の変化は認められませんので，この情報源については省略したいと思います．

### 3) 運動をするうえでの妨げを減らす

　Sさんが定期的に運動をするうえで妨げになっていることは，平日に運動をする時間が取れないことです．例えば，日頃からエレベーターやエスカレーターはなるべく使わずに，階段を使ってもらうように勧めるのも一つの方法です．

### 4) ストレスとうまく付き合ってもらう

　Sさんは仕事上のプレッシャーをかなり強く感じており，それに対してアルコールを飲むことで対処しています．アルコールの飲みすぎは肥満への悪影響も考えられますので，働きかけを行う必要があります．

　具体的な働きかけとしては，以下のように行います．

① ストレッサーを明確にする：仕事上のプレッシャーの中身を具体的に明らかにする．
② ストレッサーへの考え方を変える：ストレッサーの自分にとっての意味や，うまく処理できる可能性についての考え方を変えることができないか話し合う．
③ コーピングの方法を変える：例えば，ストレス発散のために運動を勧めてみる．

### 5) 妻からのサポートを活用してもらう

　Sさんは，運動に関して妻からのサポートが得られそうですが，具体的にどのようなサポートが受けられそうか，話し合います．

### 6) ステージに合わせた働きかけを行う

　定期的に運動をすることについて，Sさんは無関心期にいると考えられます．無関心期の方への働きかけとしては，「意識の高揚」，「感情的経験」，「環境の再評価」が勧められま

す.

**意識の高揚:**

　Ｓさんに以下のことを伝え，現状への問題意識と，その解決方法への意識を高めるようにします.

① 現在の肥満と高血圧の状態が続くとなぜ問題なのか

② 定期的に運動をすることによって，肥満と高血圧の改善が期待できること

**感情的経験:**

　Ｓさんに以下のことを伝え，Ｓさんの感情面に訴えるようにします.

① 現在の肥満と高血圧の状態が続くと合併症になりやすいこと

② 肥満や高血圧の合併症になると，どれだけ重大な結果を招くかということ

③ 定期的に運動をすることによって肥満や高血圧が改善すれば，合併症のリスクも減って安心できること

**環境の再評価:**

　Ｓさんに以下のことを伝え，周りへの影響を考えてもらうようにします.

① 現在の肥満と高血圧の状態が続いて合併症になった場合に，家族に与える影響

② 定期的に運動をすることによって，肥満や高血圧の合併症になるリスクが減った場合に，家族に与える影響

　なお，巻末に『健康行動の変容に関するチェックシート』として，対象者に運動を勧める場合のものと，対象となる行動の部分を空欄にしたものを載せておきますので，現場で使用していただければ幸いです.

## 健康行動の変容に関するチェックシート
### (対象者に運動を勧める場合)

以下の質問にお答えください.
回答は迷わずに,できるだけ思ったままにお答えください.

(1) あなたの運動の状況についておうかがいします.
　　当てはまる番号に一つ○をつけてください.
　　ここでいう運動とは,速歩き,自転車こぎ,ジョギング,水泳,エアロビクスなど
　　の活動を言います.あなたは1日20分以上,週3日以上運動を行っていますか.

　　【1】いいえ,しかも半年以内に始めようとは考えていません.
　　【2】いいえ,しかし半年以内に始めようと考えています.
　　【3】いいえ,しかし1カ月以内に始めようと考えています.
　　【4】はい,半年未満続けています.
　　【5】はい,半年以上続けています.

(2) あなたは定期的に運動を行うことはよいことだと思いますか.
　　『全くそう思わない』を0,『非常にそう思う』を10とすると,あなたの現在の気持
　　ちに当てはまる数字に○をつけてください.

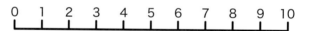

　　　全くそう思わない　　　　　　　　　　　　　　　　非常にそう思う

(3) あなたは定期的に運動を行っていく自信がありますか.
　　『全く自信がない』を0,『非常に自信がある』を10とすると,あなたの現在の気持
　　ちに当てはまる数字に○をつけてください.

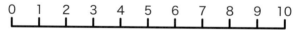

　　　全く自信がない　　　　　　　　　　　　　　　　非常に自信がある

(4) あなたは,現在の状態が今後も続くと健康面でまずいと思いますか.
　　『全くそう思わない』を0,『非常にそう思う』を10とすると,あなたの現在の気持
　　ちに当てはまる数字に○をつけてください.

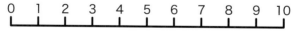

　　　全くそう思わない　　　　　　　　　　　　　　　　非常にそう思う

(5) あなたが定期的に運動を行ううえで妨げになっていることは何ですか.

（空欄）

(6) あなたは日常生活でストレスを感じていますか.
　　『全く感じていない』を0,『非常に感じている』を10とすると,あなたの現在の気持ちに当てはまる数字に○をつけてください.

0　1　2　3　4　5　6　7　8　9　10

全く感じていない　　　　　　　　　　　　　　　　　　非常に感じている

(7) あなたのストレスのもとは何ですか.

（空欄）

(8) あなたは,そのストレスのもとに対してどのように対処していますか.

（空欄）

(9) あなたが定期的に運動を行ううえで,協力をしてくれそうな人はいますか.当てはまる番号に○をつけてください.

【1】はい　　【2】いいえ

(10) 上の質問で協力してくれそうな人がいると答えた方は,具体的にそれは誰ですか.

（空欄）

(11) 健康状態は自分の行動や努力によって決まると思いますか.
　　『全くそう思わない』を0,『非常にそう思う』を10とすると,あなたの現在の気持ちに当てはまる数字に○をつけてください.

0　1　2　3　4　5　6　7　8　9　10

全くそう思わない　　　　　　　　　　　　　　　　　　非常にそう思う

## 健康行動の変容に関するチェックシート

以下の質問にお答えください.
回答は迷わずに，できるだけ思ったままにお答えください.

(1) あなたの「                    」の状況についておうかがいします
　当てはまる番号に一つ○をつけてください.
　ここでいう「                    」とは,「                    」を
　言います. あなたは「                    」を行っていますか.

　【1】いいえ, しかも半年以内に始めようとは考えていません.
　【2】いいえ, しかし半年以内に始めようと考えています.
　【3】いいえ, しかし1カ月以内に始めようと考えています.
　【4】はい, 半年未満続けています.
　【5】はい, 半年以上続けています.

(2) あなたは「                    」を行うことはよいことだと思いますか.
　『全くそう思わない』を0,『非常にそう思う』を10とすると，あなたの現在の気持ちに当てはまる数字に○をつけてください.

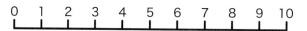

　全くそう思わない　　　　　　　　　　　　　　　　　非常にそう思う

(3) あなたは「                    」を行っていく自信がありますか.
　『全く自信がない』を0,『非常に自信がある』を10とすると，あなたの現在の気持ちに当てはまる数字に○をつけてください.

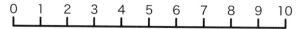

　全く自信がない　　　　　　　　　　　　　　　　　非常に自信がある

(4) あなたは，現在の状態が今後も続くと健康面でまずいと思いますか.
　『全くそう思わない』を0,『非常にそう思う』を10とすると，あなたの現在の気持ちに当てはまる数字に○をつけてください.

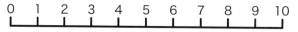

　全くそう思わない　　　　　　　　　　　　　　　　　非常にそう思う

(5) あなたが「　　　　　　　　　　」を行ううえで妨げになっていることは何ですか.

```
┌─────────────────────────────────────┐
│                                     │
│                                     │
│                                     │
└─────────────────────────────────────┘
```

(6) あなたは日常生活でストレスを感じていますか.
　　『全く感じていない』を0,『非常に感じている』を10とすると, あなたの現在の気持ちに当てはまる数字に○をつけてください.

　　　　　　　　0　1　2　3　4　5　6　7　8　9　10

　　全く感じていない　　　　　　　　　　　　　　非常に感じている

(7) あなたのストレスのもとは何ですか.

```
┌─────────────────────────────────────┐
│                                     │
│                                     │
│                                     │
└─────────────────────────────────────┘
```

(8) あなたは, そのストレスのもとに対してどのように対処していますか.

```
┌─────────────────────────────────────┐
│                                     │
│                                     │
│                                     │
└─────────────────────────────────────┘
```

(9) あなたが「　　　　　　　　　　」を行ううえで, 協力をしてくれそうな人はいますか. 当てはまる番号に○をつけてください.

　　　　　【1】はい　【2】いいえ

(10) 上の質問で協力してくれそうな人がいると答えた方は, 具体的にそれは誰ですか.

```
┌─────────────────────────────────────┐
│                                     │
│                                     │
│                                     │
└─────────────────────────────────────┘
```

(11) 健康状態は自分の行動や努力によって決まると思いますか.
　　　『全くそう思わない』を0,『非常にそう思う』を10とすると, あなたの現在の気持ちに当てはまる数字に○をつけてください.

　　　　　　　　0　1　2　3　4　5　6　7　8　9　10

　　全くそう思わない　　　　　　　　　　　　　　非常にそう思う

# 索　引

【著者略歴】

松本千明

（北海道立旭川高等看護学院非常勤講師／医学博士・公衆衛生学修士）

1989年　札幌医科大学医学部卒業
1989～1991年　札幌徳洲会病院勤務
1991～1996年　自治医科大学内分泌代謝科勤務
1996～1999年　徳田病院内科外来非常勤勤務
1999年　大阪府立看護大学医療技術短期大学部臨床栄養学科卒業
2001年　ミシガン大学公衆衛生大学院健康行動健康教育学科修士課程修了
2009年～　現職
医療・保健スタッフを対象に講演と執筆活動も行う
ホームページ　http://cmkenkou.life.coocan.jp/
＜主な著書＞
※健康行動理論関連：
「医療・保健スタッフのための 健康行動理論の基礎 第2版 生活習慣病を中心に」
「医療・保健スタッフのための 健康行動理論 実践編 第2版 生活習慣病の予防と治療のために」
「やる気を引き出す8つのポイント 行動変容をうながす保健指導・患者指導」
「保健指導・患者指導のための 行動変容 実践アドバイス50」
（いずれも，医歯薬出版）
※ソーシャル・マーケティング関連：
「保健スタッフのための ソーシャル・マーケティングの基礎」
「保健スタッフのための ソーシャル・マーケティング 実践編 行動変容を促す健康教育・保健指導のために」
「行動変容のための 健康教育パワーアップガイド 効果を高める32のヒント」
（いずれも，医歯薬出版）
※説明術関連：
「患者指導・保健指導 説明10か条—「わかりづらい」のはあなたのせいだった!?」
（メディカ出版）

医療・保健スタッフのための
健康行動理論　実践編　第2版
生活習慣病の予防と治療のために　　　　ISBN978-4-263-71069-2

2002年12月10日　第1版第1刷発行
2020年1月10日　第1版第14刷発行
2024年2月5日　第2版第1刷発行

著　者　松　本　千　明
発行者　白　石　泰　夫
発行所　医歯薬出版株式会社

〒113-8612　東京都文京区本駒込1-7-10
TEL. (03)5395-7618(編集)・7616(販売)
FAX. (03)5395-7609(編集)・8563(販売)
https://www.ishiyaku.co.jp/
郵便振替番号　00190-5-13816

乱丁，落丁の際はお取り替えいたします　　印刷・三報社印刷／製本・皆川製本所
© Ishiyaku Publishers, Inc., 2002, 2024. Printed in Japan

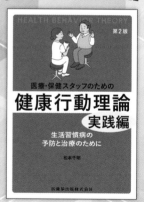